Consortium Books No.2

対話篇
ジェネラリスト教育原論

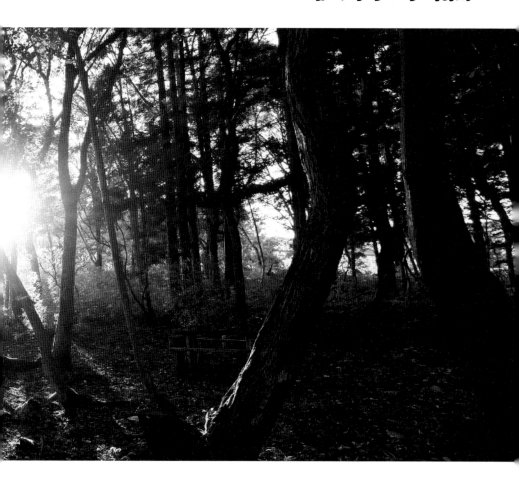

著者

藤沼　康樹
医療福祉生協連家庭医療学開発センター
千葉大学専門職連携教育研究センター

徳田　安春
JCHO本部総合診療顧問

著者のことば

　私たちは「ジェネラリスト教育コンソーシアム」を設立し活動しています．
　本コンソーシアムを2011年にジェネラリストを目指す人たちのTeachersの会として設立しました．ジェネラリストが押さえておくべきミニマム・エッセンシャルや日々の実践に有用な診療，教育指針を議論する場（コンソーシアム）を，このコンソーシアムで提供しようと実践しています．このコンソーシアムでは，臨床医学における世界最先端のトピックについて時代のうねりに斬り込んだ，ディープな議論を世に問うためのムックシリーズを出版しています．

　最近，総合診療をテーマにした出版物は多い半面，時代の流れを俯瞰し，かつ新たな課題に挑むための軸となる，ジェネラリスト教育の原論が求められています．私たちは，この機会に，対話を通して，現状を見据え，かつ提言を行いたいと思いました．

「対話篇　ジェネラリスト教育原論」

　この対話は，今年（2016年）の初夏，緑豊かな箱根で，泊まり込みで行いました．その論点は，下記の通りです．
　1）卒前医学教育の論点
　2）卒後医学教育の論点
　3）Generalistとその役割
　4）地域医療の論点
　5）医の倫理とプロフェッショナリズムの論点
　6）若手Generalist医師のキャリア

　この企画に際して，コンソーシアム協力の諸先生13人から62の論点を寄せていただき，対話の進行に役立たせていただきました．本書にお名前を記しましたが，改めて御礼を申し上げます．

　本書で語られていることが，今後の議論の糧になり，ジェネラリスト教育の道しるべとなれば，これに勝る喜びはありません．

2016年師走　藤沼　康樹・徳田　安春

contents

1 卒前教育の論点 ・・・ 1
卒前教育に「診療参加型」を打ち出した・・・・・・・・・・・・・・・・・・・・・・ 6
縦断的統合カリキュラムとは・・・・・・・・・・・・・・・・・・・・・・・・・・・・・・・ 10
日本の医学教育にジョン万次郎がやってきた・・・・・・・・・・・・・・・・・ 12
国際化とボーダーレスは絶対に避けて通れない・・・・・・・・・・・・・・・ 19
「闘魂外来」はこうして生まれた・・・・・・・・・・・・・・・・・・・・・・・・・・・ 20
「闘魂外来」は究極のクラークシップだ・・・・・・・・・・・・・・・・・・・・・ 24
学生がエキストラカリキュラムに取り組み始めた・・・・・・・・・・・・・ 28
日本独特の卒前教育のアウトカムを考える・・・・・・・・・・・・・・・・・・・ 32
イギリスの卒前教育の戦略に学ぼう・・・・・・・・・・・・・・・・・・・・・・・・ 37
イギリスの Professor は徳が高い ・・・・・・・・・・・・・・・・・・・・・・・・ 41
アメリカのホスピタリストの卒前教育・・・・・・・・・・・・・・・・・・・・・・ 42
優秀な学生がジェネラリストを目指す・・・・・・・・・・・・・・・・・・・・・・ 49
日本の医学生は，部活やりすぎ？・・・・・・・・・・・・・・・・・・・・・・・・・・ 51

2 卒後教育の論点 ・・・・・・・・・・・・・・・・・・・・・・・・・・・・・・・・・・・・・・・ 55
初期研修のコアは，夜間救急で初期診療ができること・・・・・・・・・・ 57
救急とプライマリケアの2つが全員に求められた ・・・・・・・・・・・・ 59
初期研修を牽引した天理よろづ相談所病院と国立東京第二病院・・ 62
初期研修で大事なのは，総合病棟での研修である・・・・・・・・・・・・・ 65
ジェネラリズムは「足し算」では育たない・・・・・・・・・・・・・・・・・・ 68
ジェネラリズムを知ってもらうための戦術がある・・・・・・・・・・・・・ 71
大学でイノベーションが起きない・・・・・・・・・・・・・・・・・・・・・・・・・ 74
学生が研修医を凌駕する逆転現象が起きている・・・・・・・・・・・・・・・ 76
最初からジェネラル？ それとも最初は専門性？
　どちらがいいのか・・・・・・・・・・・・・・・・・・・・・・・・・・・・・・・・・・・・・ 79
プロフェッショナリズムの習得には卒後数年が大事・・・・・・・・・・・ 82
ジェネラルに診るという部門が卒前卒後を通じて存在しないと，
　プロフェッショナリズムが育たない・・・・・・・・・・・・・・・・・・・・・・・ 86

contents

3 ジェネラリストとその役割 ……………………………… 89
Integration 型総合グループもヒントになる ……………………… 92
医師不足と言われているけど，本質はジェネラリスト不足………… 93
専門分化の弊害として，「ニーズのゆがみ」……………………… 100
ジェネラリストとは健康の建築家………………………………… 103
resource をどう有効活用するか，はジェネラリストの役割だ…… 107
研究はジェネラリストの集団化に役立つ………………………… 108
リサーチメンターが求められる…………………………………… 111
患者さんからの市民権は，実は何とかなる……………………… 114
「どんな医者があなたにとって
　信頼できるかかりつけ医になれますか」…………………… 117

4 地域医療の論点 ……………………………………… 121
地域で過ごす人たちの health care をどう構築していくか……… 123
地域医療の担い手が，実は病院の中に必要だ…………………… 127
シンガポールのオープンシステムに学ぶ………………………… 132
米国のオレゴン健康科学大学（OHSU）の家庭医療科病棟……… 133
病院の職員になるかならないかということは，
　我々の行動に大きな影響を及ぼす…………………………… 134
看護ではおたすけナースが全国的にいる………………………… 136
プライマリ・ケアに入ったら
　絶対に週に 1 日は ER をやったほうがいい ………………… 139
「場に応じた医療」が総合診療の本質…………………………… 140
離島のドクタープール…………………………………………… 144
「身体化したクリニック」と「孤独な病院」……………………… 146
在宅と病院の相互情報交流のためのカンファレンスをやっている…… 148
独立した department としての
　総合診療科のあり方が病院の中で鍵になる………………… 152
急性期病棟の総合診療科は必要だ……………………………… 156

contents

地域医療における病院の役割はあまり語られていない･･････････ 160
地域医療の一番のキーは病院の総合診療だ･･･････････････････ 164
補集合だと不安から逃れられない････････････････････････････ 165

5　医の倫理とプロフェッショナリズムの論点 ･･････････ 169

深く浸透しているCOI（利益相反）･･････････････････････････ 173
毎月達成できたことを必ず10個挙げる ･･････････････････････ 175
倫理的なケース別ディスカッションを行う ･･････････････････ 176
プロフェッショナルのためのスキルを教えよう ･･････････････ 178
「患者のために一肌脱ぐ」というカルチャーが必要だ ････････ 178
ロールモデルからプロフェッショナルとしての
　こころ構えをつくっていく ････････････････････････････････ 180

6　若手ジェネラリスト医師のキャリア ･･････････････････ 183

特別関心があることを設定するとより楽しくなる ････････････ 186
得意分野を持つことができるのが総合系の魅力 ･･････････････ 188
総合系ほど長続きできる，選択肢が豊富な科はない ･･････････ 190
パブリックヘルス的なものに
　フィットする診療科が総合診療科である ･･･････････････････ 194
横断的視点でイノベーションを！ ･･････････････････････････ 197
キャリアで注意しないといけないのはヤブ医者化である ･･････ 201

INDX ･･･ 203

表紙写真　「森の音」Rei Ojima 2016

著者略歴

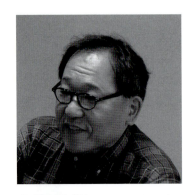

藤沼 康樹（ふじぬま　やすき）
1983 年　新潟大学医学部卒.
2004 年　医療福祉生協連家庭医療学開発センター長

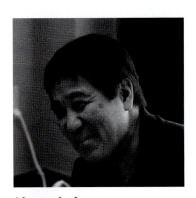

徳田 安春（とくだ　やすはる）
1988 年　琉球大学医学部卒.
2014 年　JCHO 本部総合診療顧問

対話篇
Dr. 藤沼　vs　Dr. 徳田の
「ジェネラリスト教育原論」

1．卒前教育の論点

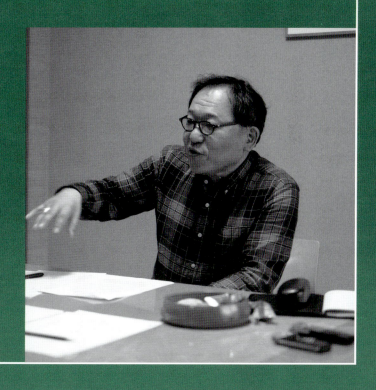

①卒前教育の論点

（ジェネラリスト教育コンソーシアム協力の諸先生13人からから寄せられた論点）

Q1：卒前・卒後 両方において，教える側は，領域別の専門家ばかりで，学習した内容を統合的に解釈し総合的に使うのかに関しては，誰も教えてくれない．つまり学生や研修医が教わったことを統合するのは自力で行わざるをえない．この状況では，今後，医学が進歩し，実社会においては，高齢者が増え複雑化する医療の問題に，総合的に考え判断する医療人が育成できないのではないかと思います．
　また実臨床においても，領域別専門医主体の外来が多く，どの科に受診すべきか，医学の素人である患者が決定している現状も問題と考えます．
　この現状を打破するために，どのようにジェネラリストを育てていくのか，また，ジェネラリストの心をもった領域別専門医を育てていくのかをご討論いただければ幸いです．

Q2：卒前教育で，総合内科の講義などはあまりないのかもしれないと思っています．教育できる人材が大学にいないことも多いと思います．これに関してはいかがでしょうか．

Q3：卒前ジェネラリスト教育はまだ全然行えていないのでは？

Q4：卒前教育に訪問診療の実習・研修を取り入れることは極めて有用と考えております．早い段階で在宅診療を経験している医師は，急性期の医療を行っていても患者からの情報収集やマネージメントが bio-psycho-socio にバランスがいいのではないかという印象を持っています．一方で，「自主的にそのような経験をしている物好きな医師」なんだからというバイアスがかかっている気もしております．「早期訪問診療実習」の有効性を示す臨床研究のいいアイディアはありますでしょうか？あるいは，既にそのような研究はありますか？大学の幹部に卒前教育で新たに何かを取り入れてもらうためには何らかのエビデンスを提示できなければいけないのかなと考えておりますので，そのような質問をしてみました．

Q5：闘魂外来は学生教育の最も優れた方法の1つだと思っていますが，先生方にとってはどのような教育方法がよいと思いますか．

Q6：学生のための臨床推論勉強会が各地で開催されていますが，レアケースを中心とした検討会の影響のためか，"ちょっと的外れなレア疾患を真っ先に挙げる"学生が多くなっているのでは？といった批判がなされる場合があります．これについてはどう思われますか？

Q7：医学部で，ジェネラリストの重要性・必要性を医学生に分かってもらうにはどうしたらいいのでしょうか？また，教授陣に分かってもらうにはどうしたらいいのでしょうか？

Q8：卒前教育のほぼすべてを Generalist が引き受けるというアイディアについて，どうお考えでしょうか？

Q9：ジェネラリストの卒前教育に関わらず，医学生すべてに共通した学ぶべきコンピテンシーをあげる必要があると思いますが如何でしょうか？
その他，基本的なことだが以下のことも普通にできるようになっていて欲しいです．
① IT 機器（タブレットを含む電子機器）の使用能力
② IT 機器を利用して海外文献を含む有名医学ジャーナルを読み自分の頭で要旨をまとめ再構成し言語化する能力
③世界を含む各専門医や総合診療専門医とのネットワーク構築する能力（人間性やコミュニケーションも重要）
④病歴や身体所見を正確にとり言語表現する（プレゼンテーション）能力，
⑤医学部入学までに幅広い基礎教養を習得する（医学生時代も含めて）
文化人類学，自由な科学的論理的思考能力の形成，自由研究などができるようになること，論文がかけること（日本語の構造を理解すること），さらに英文で論文が書けること（語学，特に英語は英検 1 級レベルにまであげておく），社会科学的視野と教養，国際的視野を身につける
⑥上記①～⑤のことができたうえで大事なジェネラリストコンピテンシーの実現のために医師としての人間性を取り入れることは必要で，以下のことが医師として実現できるように医学生の時期から目標を立てる．
 1．生物心理社会アプローチ
  患者中心の医療を展開 患者に対し敬意を持って接する
 2．家族志向型ケア
 3．地域志向型 文化人類学的アプローチも必要になってくる
 4．医師患者関係と継続ケア 地域に根ざす医療と信頼関係に基づく行動変容への医療へのアプローチ
 5．EBM スキルを身につける
 6．教育＆啓発活動
  研修医や学生に向けての教育活動
  地域住民に対しての健康啓発活動
  学習者としてのプロフェッショナリズム
 7．職場における多職種協働や地域住民との協働

Q10：大学に講座がなく，医学生の時に総合診療，内科診断学，家庭医療に触れる機会が少ない場合の学習方法は？

Q11：単科を複数ローテーションすれば総合的な視点が得られるわけではないと思います．しかし，大学の総合診療科での研修も限界があると思います．地域での教育が必須になると思われますが，受け入れ先がモチベーションをもって教育に関わるにはどうすればいいでしょうか．

藤沼 僕が今卒前教育にどうかかわっているかというと，診療所で受け入れている地域医療実習＊と，千葉大学看護学研究科専門職連携教育研究センターへ週1日だけですが，お手伝いに行っていて，そこで薬学，看護，医学の3学部でやっている合同の授業・演習に関わっています＊＊．だからちょっと系統的に卒前教育のカリキュラムにからんだというのはそんなにないんです．

＊地域医療実習
　僕は大学の医局というところに籍をおいたことがありません．卒後すぐ地域での研修や医療活動を開始しました．一時都立総合病院の血液科で働いたり，あるいはいくつかの大学医学部の地域医療実習（診療所実習）を担当したり，年に数回，医学部学生さんへの家庭医療の講義を続けたりしてきましたが，大学内のなんらかの仕事をするという機会はありませんでしたし，実際必要性もあまり感じませんでした．（藤沼）

＊＊千葉大学大学院看護学研究科・看護学部
　週1日だけですが，特任教員として出入りしています．週1日とはいえ，レギュラーで大学に出入りするのは初めてなので新鮮ではあります．特に医療人の生涯学習（Continuing professional development）の研究や，家庭医療の看護領域向けのゼミなどやっていまして，自分自身がエンジョイできるような活動をさせてもらっています．また，千葉大看護学部は，看護領域において，日本では最も強力で影響力の強いところで，様々な知的，人的交流が多く医療現場だけではありえなかっただろう，あらたな出会いもずいぶんあります．（藤沼）

徳田 私ももともとあまり全体として卒前教育に関与していませんでした．医学部卒業後は大学の医局に属せず，県立病院の研修医になりました．

県立病院では月15万程度の給料でしたが，私にとっては大金でした．しかも臨床はかなり鍛えられましたね．沖縄生まれで沖縄育ち，貧しい家庭でしたので，医学部では授業料免除の恩恵を受けました．低所得家庭でしたので．サークル活動はやらずに毎日バイトばかりやってましたね．バイトをやった理由は本を買うためでした．あと，通学用のクルマのガソリン代ですね．もちろん医学書は全部自力で買いました．あの頃はPDFをコピーなどというものはなかったですね．また，医学書だけでなく，いろいろな本を買いあさっていましたね．ほとんど毎日書店に出入りしていました．大学での私の友人の多くは熱帯医学研究会などのサークルに入っていましたが，私はバイトと読書，そしてスポーツ観戦（主に格闘技系）です．毎晩の家庭教師と，週末は建設業，運送業，なんでもやりましたね．

> 毎晩の家庭教師と週末は建設業，運送業

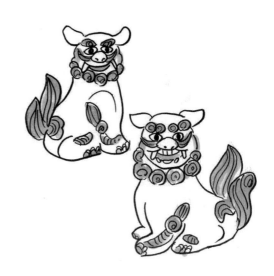

海外旅行は，卒業後旅行で一人でアメリカに行ったのが唯一でしたね．医師になって経済的にはだいぶ落ち着きましたのでいろいろ勉強もしたいと思い，日野原重明先生（聖路加国際病院名誉院長）からの助言に従って，約10年前から関東に来ました．2009年に筑波大学の教授になるまで，大学の仕事といえば，東邦大学の非常勤講師をやっていた程度でしたね．でも，論文は大量に出版しました．大学にいなくても研究はできます．アインシュタインも特殊相対性理論を発表したときには，特許局の一職員でしたね．筑波大学の教授といっても仕事の拠点は水戸協同病院の筑波大学附属病院水戸地域医療教育センター＊．ここは卒後教育がメインでした．卒前教育ではTBLのチューターとか，時々臨床推論とかその辺の授業をしたということで，筑波大学には月1くらい顔を出すという感じでしたね．

＊筑波大学附属病院水戸地域医療教育センター
　私が就任した水戸協同病院（現・筑波大学附属病院水戸医療教育センター）は医師不足で診療維持が困難になり，2009年4月に筑波大学が国立大学では初めての取り組みとして，民間病院（厚生連が経営する水戸協同病院）に地域医療の教育センターを設立した病院でした．そこで，私は総合診療と臨床医学教育の専門家として呼ばれました．（徳田）

■ 卒前教育に「診療参加型」を打ち出した

藤沼　卒業してきた人たちとか学生から話を聞くと，卒前教育はかなり改善してきているような気はするのです．僕がやっていた時は2年間教養を丸々やって，3年生になってからやっと解剖学実習が始まって，それで系統講義で臨床実習があってという感じでした．その当時に比べると，クラークシップが系統的に取り組まれるようになったり，中間評価でOSCE（Objective Structured Clinical Examination）が入ったり，CBT（Computer Based Testing）が入ったりして，昔に比べるとだいぶ近代化してきたような気がします．

それでもいろいろと問題が指摘されています．ジェネラリスト養成という点からして，卒前教育のいろんな問題は，本書の各章の冒頭に掲載されている「対話篇に望む論点」でもいろいろと言われていますが，先生のところは何か「卒前教育はなさすぎでしょう」というのはありますか．

徳田 そうですね．私の大学時代も藤沼先生と同じ感じで，教養課程が医学部の最初の1年半とかあって，そのあと系統講義，そして臨床実習は1年程度ということでした．大学教育では，臨床実習が今まであまり重視されていなかったのではないかと思いました．

そこで水戸地域医療教育センターで診療参加型＊を打ち出したのです．水戸では学生に医療チームに重要なメンバーとして診療の役割も与えて診療参加型の実習をさせました．医学生は，PHSも持ち，回診には朝も夕方も参加する．患者さんのケアにも参加しています．医学生は皆，ものすごく生き生きとしていました．ジェネラルな診療のあり方というのはこうだったのだという，大学ではなかなかできない経験をして興奮していたようです．多くの大学病院の本院は臓器別の診療体制です．大学病院にも総合診療科はあるのですけど，大学病院の初診外来をメインにやっている状況だと思います．入院診療はあっても少ない．第一線の市中病院の救急外来や入院総合診療部門で，医学生は非常に新鮮な経験が

＊診療参加型
　医学生を対象に，2010年頃に始めた「闘魂外来」は，患者さんを全人的にそして全身を診る技術を体得する実践的な実習です．大学が休みの週末，救急外来に来る患者さんを一日中，私たちの監督の下で診察します．医学生はなぜ休みを削って全国から集まってくるのでしょうか．
　理由の一つは，私が闘魂外来を始めたきっかけにあります．当時の筑波大から海外に短期留学した医学生から「実践的な教育を受けたい」という声が上がりました．世界の多くの国の医学実習は「診療参加型」．医師の監督の下，医学生が患者さんに問診や診察，そして簡単な検査，採血，点滴ルートの確保などを行い，実践力を養います．ところが，日本の多くの医学部実習は「診療観察型」．医師がすることを医学生が横で見ているスタイルです．筑波大学の学生のみならず，今や全国医学生が参加できるよう全国でこの闘魂外来を展開しています．（徳田）

得られたのではないかと思います．筑波大学の学生相手にこのような実習をやっていたら，他の大学の学生からもそのような実習を受けたいという要望がありました．そこで，闘魂外来を立ち上げたのです．

藤沼 診療参加型がやっぱり面白いですよね．どう考えても見学よりは面白いと思う．昔は見学しかなかったけれど．診療参加型って，確かに student doctor というか，学生医師みたいな感じで参加するのだと思いますが，そういうのに参加して生き生きしている人は将来こんな感じの医師になるよ，というイメージがありますか．

徳田 やっていて，チームでのダイナミクスというか，すぐ溶け込んで一緒にやれるという人たちは卒後かなり成長するという印象がありました．そして，実際そうなっていましたね．従来，日本の医学生は小さい頃から競争を強いられてきました．小学，中学，大学と，国家試験まで入れると，競争と受験の日々です．国家試験も合格率約90パーセントに設定されていますので，実質的には相対評価です．つまり，競争なのです．一方で，

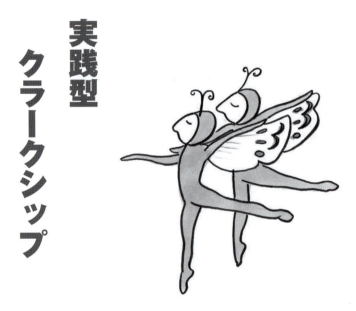

実践型クラークシップ

現代の医療はチーム制,すなわち協調と協働です.国家試験まで競争を強いられてきた若者が,研修医になってコラボレーションが第一ということをやっと教えられるのです.20歳半ばになってチームダイナミクスの重要性を初めて知るという人たちが大勢います.医学生にとって実践型クラークシップは重要ですね.

藤沼 それはどのくらいの期間行うクラークシップ＊だったのですか.

徳田 水戸地域医療教育センターでは,長くて3カ月ぐらい回ります.これは選択の部分もありますが,当直も積極的に一緒に付いてやっていい.大学の本院ではできなかった救急外来の初診を受け持つとか,そういうのもやらせると非常に効果がありました.医療面接や診察手技,臨床推論などの知識とスキルをスポンジのように吸収する医学生がたくさんいますね.積極的に勉強したいという学生はとてもよい体験になっていると思います.

藤沼 たまに海外のカリキュラムの話とかを大学の先生に話すと,日本の場合はぜんぜん違っていて,講座ごとにとにかく1週間でいいから学生に来て学生に来てもらわないとこまると言われたりします.

徳田 ありますね.

藤沼 日本では,こんなマイナーといっては失礼だけど,すごくめずらしい部門に2週間も実習に行くんだというようなイメージがあったりするので,その辺りがちょっと諸外国の卒前教育に比べると圧倒的に実践的ではないところがありますね.

＊**クラークシップ**(clinical clerkship)
　従来の見学型臨床実習とは異なり,学生が医療チームの一員として実際の診療に参加し,より実践的な臨床能力を身に付ける臨床参加型実習のこと.

徳田 短期間になると医療チームのメンバーとしての役割というよりは，どうしてもオブザーバーシップという役割がメインになってきます．大学の中で各講座がある意味非常に独立した形が強い印象ですね．

藤沼 コアカリキュラムみたいな感じで，何を卒前教育で重視すべきか，という取捨選択が必要な気がします．まあ，認証みたいな外圧で結構変わりそうな雰囲気が最近出てきているんですね．そういう点でさらに臨床寄りというか，クラークシップの充実が今後すごく期待されるところです．私，ごく最近，第34回臨床研修研究会＊にシンポジウムのシンポジストで出る機会がありました．

＊**臨床研修研究会**
　本研究会を主催する臨床研修協議会は2004（平成16）年の初期臨床研修の必修化から遡ること21年，1981（昭和58）年に発足した．臨床研修協議会の目的は「医師法第16条の2に基づく医師の臨床研修に関する調査および研究の促進および連絡提携を図り，臨床研修の進歩発展に貢献し，もって医師の資質向上と国民の健康増進に寄与すること」とされている．そして，施行細則にて，毎年1回臨床研修に関する研究会（本臨床研修研究会）を開催することが決められている．医師の臨床研修制度の歴史のなかで，臨床研修協議会と本研究会が重要な役割を果たしてきた．本会は現在まで34回開催されている．

■ 縦断的統合カリキュラムとは

徳田 臨床研修研究会，昔からありますね．

藤沼 そこで卒前教育のクラークシップの新しい形が世界レベルで最近流行していると聞いて非常に興味を持ったのです．それは longitudinal integrated clerkship（縦断的統合カリキュラム）といって，同時にいろんなことをやるのです．例えばブロックで内科なら内科じゃなくてずっと並行して，朝，病棟のミーティングが終わったら，family medicine の外来に3時間ぐらい出て，そのあとに病棟があって，午後は産婦人科の

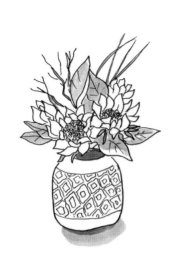

子どもの中耳炎
外傷
お年寄り

講義があったり，同時並行的に何カ月も，次々といろんなものに対応するという方法です．

これは北米とオーストラリアでかなり行われている．で，僕が興味をもったのはオーストラリアの方で，それはどっちかというとへき地，ruralを使って，例えばruralだと何でも来るじゃないですか．そうすると最初に子どもの中耳炎が来たと思ったら，次は外傷が来て，次はお年寄りが来てという形で，次々といろいろな健康問題持ち込まれて次々と対応する．それをただひたすらずっと続けるというスタイルです．

これがなかなか面白いのはブロックローテーションで教育を受けた人と，この縦断的統合カリキュラムみたいなやつで来た人と同じMCQ（multiple choice question：多項選択式の問題）をやってみると，ほぼ同じ得点を取れる．要するに得られる知識量はあまり変わらない．ところが縦断的統合カリキュラムを受けた学生さんたちの不満は何かというと，重症疾患を診ていない．割とruralが中心なので，非常に珍しい病気とか重症な疾患はあまり診ていないし，一つひとつの病気の詰めがちょっと甘いような気がすると，自信がなかったりするのです．

徳田 その学生の感想が？

藤沼 そうです．ただ結果としては従来型でやった学生と点数は同じ．で，実はほかのコンピテンシー領域も測定していて，コミュニケーション能力やプロフェッショナリズムとか不確実性への対応とかは，縦断的統合カリキュラムの学生のほうがちょっとよかったらしいです．継続的にジェネラルな診療の場にずっと居続けるということで，そうした一般能力が伸びるという話を聞いて，非常に興味を持ちました．

　ジェネラリストの養成と通じるかもしれないのですが，ジェネラリストは，最初は何となく自信のなさというか，本当に突き詰めてないんじゃないかとか，専門をやっていないんじゃないかという不安が結構見えるのですが．

徳田 ありますね．

藤沼 彼らは自分を専門医の先生と比較する中で，さっき言ったような多彩な疾患のマネージメントとかも含めて，自分が劣っていないところ，優れているところにあまり気づいてないんじゃないかという気がする．だから，卒前教育をそういうふうに変えると，なるほどジェネラルっておもしろいという自信がつくのかと思ったんです．

■ 日本の医学教育にジョン万次郎がやってきた

徳田 藤沼先生が海外の例を出されましたけど，今やかなりの数の日本人学生が医学部留学に出ています．生き先は東欧が中心です．ハンガリーやチェコなどの東欧の医科大学で，日本人を積極的に受け入れています．このことは，以前に『ジェネラリスト教育コンソーシアム第7巻』＊でも紹介しました．ハンガリーなどの医科大学は学生数が多く，1学年300人ぐらいの非常に巨大なメディカルスクールが，いくつか国の中にあります．

そこへ日本人が結構入り込んでいるのです．2016年の1年間の最新データでは，約80人の日本人が東欧の医科大学に入学したようです．この規模までくると，医学部を新規に設置したくらいの数にもうなっているのです．東北や千葉県成田市に医学部ができますね．しかしながら，私のみたところ，日本全体へのインパクトは東欧医学部留学組の日本人医師集団の方が大きいと思いますね．

というのは，その卒業生を見てびっくりしたのです．まずプレゼンテーション能力，臨床推論能力，いろんな問題解決能力に優れている．どうやって勉強したのかという感じでしたね．日本の同学年の人たちと比較できないぐらい勉強してきたことがすぐにわかります．というか，留学組が皆，このような学習目標を達成していたという事実を見てびっくりしたのです．

さらにちょうどその頃，ドミニカ共和国という中米の，アメリカのすぐ近くにある小さな島の大学医学部を出た日本人がいました．その日本人は国内の高校を出たあと，アメリカのカレッジを出ました．アメリカの資本でできたメディカルスクールがドミニカ共和国にあったので，そこに入学しました．そこで，かなりの実践的臨床能力を身につけていました．アメリカでは，カレッジ4年，メディカルスクール4年，合計8年ということで，日本と年数の差はあるのですが，達成度，アウトカムはかなり違いますね．特に問題解決能力については，自主的にできるようになっています．例えば，オンラインの学習リソースのUpToDateとか，アメリカの医師が使っているものを普通にどんどん自分で積極的に調べて，指導医にそれを伝えて，指導医の意見をもらうという形です．

そういう人たちが結構これから増えていくものと予想します．東欧だけではなくアジアとかインドネシアの大学医学部の学生も最近はかなりいます．

＊ジェネラリスト教育コンソーシアム第7巻
　「ジェネラリスト教育コンソーシアム」vol.7 日本の地域医療教育イノベーション，徳田安春：日本の医学教育にジョン万次郎がやってきた（尾島医学教育研究所，2015）．本研究会は，家庭医，病院総合医の指導医のための研究会として2011年発足．発起人は藤沼康樹氏，徳田安春氏，横林賢一氏．

藤沼 そこにも日本人がいるのですか（笑）.

徳田 ええ，結構日本人が世界の医学部に個人的に留学しています．東欧の医学部は東京の新宿に日本事務所を持っています．その他にもいろんな枠を使って留学している日本人がいます．そのような人たちが帰ってきて，日本語の医師国家試験を突破して，初期研修を日本で受けます．そこで他流試合的な曝露があるのです．圧倒的な実力の差が見せつけられるのです．日本の研修医と指導医がびっくりしているという状況が今，結構国内で起きています．それを見た指導医クラスで年配の医師は，そのご子息達を国内の私立大学医学部ではなく，東欧の医学部に留学させる方向にシフトしています．このような実力を見ると，今後さらに医学部留学を目指す人たちが増えてくると思います．国内では，偏差値の最も高い大学医学部を卒業しても，偏差値の最も低い大学医学部を卒業しても，これほど「臨床的実力」に差は出ないでしょう．

藤沼 つまり日本の卒前教育は今イチだから，いい卒前教育を求めてむしろ海外流出しているという，すごいですね．

徳田 シンガポールにあるDuke NUS（シンガポール国立大学デューク医科大学院）は世界最高水準のメディカルスクールです．もともとアメリカのDuke大学と共同で設置されたのですが，その学生到達レベルはあっさりとアメリカの本校学生を抜きました．USMLEというアメリカ医師国家試験スコアで世界トップはアメリカ国内の医学部学生ではなく，シンガポールの医学生なのです．ただ，私の知る限りでは，Duke NUSに入学した日本人はまだ出ていないと思います．Duke NUSのAssistant Deanで，私の友人であるRobert Kamei先生は，日系アメリカ人ですが，今後は日本人もどんどん入学してほしいと言っていました．

　教育の質だけでなくコストも安いです．現在の通貨レートでは，東欧の医科大学医学部の学費は日本の国立大学よりは高いのですけど，日本の私立大学よりははるかに安い．インドネシアもそうですし，アジアもそうです．

藤沼 確かに今，日本の医学部は入試がやたら難しいですよね（笑）．おもしろいなぁ．そこそこ学力があって，まじめで人の為になりたいって若者が医者になるっていうのが大事な気がするんですけどね．先が見える人なら外国で勉強したほうがいいのかな．

徳田 ただし，アメリカ本土の医学部への入学は結構厳しいと思います．学費も高いし，競争倍率が高く，外国人でアメリカのカレッジを出ていない人が入るのはかなり難しいと思います．しかしながら，アメリカ以外の国のメディカルスクールは難しくはありません．パッション次第でしょう．

藤沼 東ヨーロッパとカリブ海．おもしろい．

徳田 昔，ジョン万次郎＊がいたじゃないですか．あの人は，日野原重明先生によると日本人で初の留学生だったということです．しかし実際には，もともと漁師でたまたま漂流した時にアメリカ人の船に助けられたのです．

＊ジョン万次郎
　江戸時代末期から明治にかけての人物．日米和親条約の締結に尽力し，その後通訳・教師などとして活躍した．ジョン・マンとも呼ばれた．本名は中濱 萬次郎．福沢諭吉の英語の家庭教師でもあった．漁師であったので江戸時代では姓が与えられず，万次郎と呼ばれた．

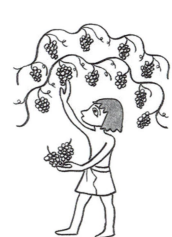

ジョン万次郎 日本人初の留学生

藤沼 まさに国際化というか，医学教育自体がボーダーレスになってきているという．それは確かにあるかもしれないですね．

　昔，僕の少し上くらいの医者の知り合いにそこを出た方いるんですが，日本人を受け入れる枠を持った大学医学部が旧ソ連にあったんですよね．ルムンバ民族友好大学といって，後進国の医療を向上させるために寄与するという大義名分で，いろんな国の枠があって，日本人にも枠があった．日本は当時のソ連から見ると医療後進国ということだったらしい．ソ連の崩壊前の話です．そういう時代もあったのです．でも日本の国家試験を受けるのが結構大変でしょう．

徳田 今のところ，東欧医学部の卒業生は日本の国家試験の合格率も高いですね．2回目までにはほとんど通っています．

藤沼 僕も2人ぐらいイギリスでGP（家庭医）をやっている日本人を知っていますが，一人は日本で医者やるといって日本の国家試験を受けて合格しているのです．これは国際化の影響で，お父さんの学校の関係で子どもを小学生ぐらいからイギリスにいて，大学を出て医者になっていて，専門研修も受けている方なんですけど，日本の医師国家試験は無駄に面倒だったと言っていました．なんで日本の医師国家試験はこんなに面倒くさいというか，手続きも大変だと言っていましたけど，受かりました．いずれにしても，日本の医学部は外圧にさらされている，外圧というか黒船外交かもしれないです．

徳田 ハンガリーに留学した学生たちの多くは最初の1年間は英語のクラスを受けさせられて，プラス1年みたいな感じで7年ぐらいの期間なんです．しかしそれで英語を使って学習するというスタイルが身について，それが将来的にもかなりいいのではないかと思います．いろいろな新しい医学情報をリアルタイムに吸収して，生涯学習を進める時のベースができて，かなり強みになると思います．

藤沼 自国語の医学教科書がないんですよね．

徳田　インドネシアなんかはそうです．アジアは独自の母国語の医学教科書がない．

藤沼　アジアで自国語の医学教科書があるのは日本と韓国だけだと聞きました．中国もあるらしいのですけれど，ほとんどの国は英語の教科書を使っている．だから日本と韓国の学生が実はアジアで一番英語が弱い．日本語でちゃんとした医学情報が流れるのが，ある意味いい国だといえばいい国なんですけどね．

徳田　ヨーロッパでいうと，ドイツ，フランスは自分たちで作っています．

藤沼　フランス，ドイツはありますね．ドイツはドイツ語の教科書がある．

徳田　つい先日，ポルトガル人のレジデントが短期研修に日本に来ていて，カンファレンスを一緒にやったのですが，非常に優秀です．聞いたら国家試験は『ハリソン』＊から出るという．

藤沼　全部読む．

徳田　『ハリソン』から出るのだからこれだけ勉強すればいいという．

藤沼　これはむしろ有効な勉強法ですね．国家試験対策本とか読むより全然いい．

徳田　そういうのをみてびっくりしました．女子研修医だったんですけど，非常に優秀でした．neurologistを目指したいと言っていました．もちろんハリソンは全部読んだそうです．

＊ **Harrison's Principles of Internal Medicine 19/E (Vol.1 & Vol.2)**
　初版出版以来60年以上にわたって信頼され続けている，内科学のグローバルスタンダードテキスト．McGraw-Hill Professional, 19版, 3184ページ, 2015. 邦訳もある．

藤沼　何年か前に僕の診療所に地域保健実習で来られていた東京医科歯科大学の研修医も中国からの留学生で，彼女は高校から普通に東京医科歯科大学に入っているのです．お話はいろいろ面白かったですけど，中国の西洋医学を教える質の良い大学医学部に入るより，日本語を勉強して日本の大学の医学部に入ったほうが入試は楽だと言っていました．

徳田　中国の医師養成についてはよい総説が 2016 年 7 月頃のランセット誌に出ていましたね．中国には 300 万人くらいの医師がいます．しかし，大部分の医師は Village Doctor (Barefoot Doctor) と呼ばれていて，大学卒業資格を持っていない医師です．また中国では，共産主義の影響がまだ残っており，最初に就職した病院に一生勤務することになっていました．水平方向の人事交流がなく，生涯学習の意識も低くなっていました．しかし数年前から北京大学などのトップ大学では，最新の医学教育システムを導入しています．そこへ入学するのは至難の技です．しかしながら，今後は卒前教育の質向上に加えて，卒業臨床研修の義務化と専門研修のシステム化を国家的に導入することが決定しました．medical tourism で日本の病院や診療所に無保険で受診する中国人群衆の存在をみて，中国政府も医師養成の質向上対策に乗り出しました．中国は広大ですが，トップダウンでやりますから変化が早い．そういう意味でも今後は注目すべきですね．

　今後，日本の医科大学や医学部＊は，日本人が海外留学に流れるようになると，今後は厳しい国際競争にさらされることと思います．

藤沼　彼女の話では，へたすると米国の医学部に入るほうが楽だと言っていました．

徳田　すごい競争率ですからね．

＊**日本の医科大学**
　国立大学 42，公立大学 8，私立大学 30，省庁大学校 1 の計 81 大学である．2015（平成 27）年度入試における医学部の定員は 9,134 人となっている．なお，大学志願者数は 2006（平成 18）年以降，70 万人を割っている．

■ 国際化とボーダーレスは絶対に避けて通れない

藤沼 自国の良質の西洋医学系医学部出る人はとてつもない秀才，みたいなことを言っていました．とにかく，今後国際化とボーダーレスというのは絶対に避けて通れないような気がします．

徳田 これからのグローバルインパクトですね．

藤沼 ヨーロッパなどを中心にRonald M Harden（University of Dundee）先生などが推進しているのですが，Virtual Medical Schoolという，オンライン上に医学部つくってしまって，臨床教育だけ自国でやってくださいというようなシステムが構想されています．臨床実習がすごく重要です．だから実習できる環境，リソースをつくって臨床教育をきちっとしたところでやるほうがむしろいいという方向性みたいです．

徳田 アメリカのいくつかの大学も，オンラインでフリーアクセスできるようになっています．MOOCs＊ですね．

今後はvirtual reality (VR) やaugmented reality (AR) が教育に導入されていきます．解剖，生化，組織，生理，病理，薬理などは，VRやARの方が座学やプリントやパワポより効果的に学習出来るようになっていきます．そうすると，教室の意義が低下していきます．たいくつな医学部の授業を受けるより，自宅でコーヒーでも飲みながらスタンフォード大学医学部の授業を受けた方が勉強になるという時代になります．医学部で重要なことは，授業をすることではなく実践型の臨床実習を提供することのみになります．究極的には，医学部教員の仕事は闘魂外来をして提供することのみになりますね（笑）．

＊ **MOOCs**
　Massive Open Online Coursesの頭文字を並べたもので，巨大でオープンなオンラインの授業という意味．スタンフォードやMITの授業はもう全部フリーでみることができます．（徳田）

藤沼 日本の大学の講座が,「今度うちに講義を何枠くれるのだ」というわけのわからないことで喧嘩しているじゃないですか.「うちは講義の単位が減っているけれど,どういうことか.うちを評価していないのか」というわけのわからないことが,最初にカリキュラムの委員会で起ってると思うのですけど.そういうところは,日本のちょっと遅れた部分の一つかもしれないです.いろんな意味で文化的にも.

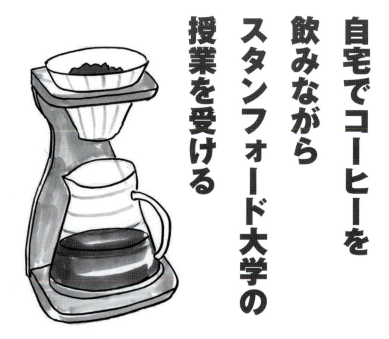

自宅でコーヒーを飲みながらスタンフォード大学の授業を受ける

■「闘魂外来」はこうして生まれた

Q：「闘魂外来」は学生教育の最も優れた方法の1つだと思っていますが,先生方にとってはどのような教育方法がよいと思いますか.

藤沼 「対話篇に望む論点」のNo5に「闘魂外来」のことが書いてありますけど,闘魂外来というのは学生を対象にやっているのですか.研修医かと思っていました.

徳田 学生が対象なんですよ．最初のスタートは，筑波大のある学生がバングラデシュへ実習に行った時に非常にインパクトを受けた．バングラデシュの医学生が病院の中で素晴らしい役割を果たしているのを見てびっくりしたのです．素直に，筑波大学の学生が危機感を感じたのです．その学生が当時水戸にいた私のところに来ました．自ら志願して，私の当直の時に夜中でも日曜日でも付かせてくれといいました．そこで，ずっと付けて最初は2人で診療をやっていました．患者さんをファーストタッチで診させました．非常に好評なので，筑波大学生から希望するメンバーのグループをつくって，そこをメインに闘魂外来をやっていました．そこからまた口コミが広がって，全国いろいろな大学の学生からの申し込みが殺到しましたので，メーリングリストやブログも立ち上げて，常に3カ月待ちぐらいの盛況となりました．

藤沼 具体的にやり方，プロセスを教えてください．

徳田 1チーム3人の学生を充てて，そこに研修医とスタッフを付ける．ですから1グループ5人という体制を3つ作って，この3つのグループで救急と初診外来の患者さんを順番通り診ていく．

藤沼 つまり外来に？

徳田 救急外来と初診外来です．

藤沼 救急外来に患者が1人来ましたというと，5人で診ていく．

徳田 その時に最前線は学生．

藤沼 ファーストコンタクト．

徳田 ファーストコンタクトは学生．救急車の患者さんも含めてです．

藤沼 救急とウォークイン，両方ですか．

徳田 両方です．例えば救急に関しては重症度の問題もあります．最初から指導医がすぐに介入したほうがいい患者に関しては，すぐ指導医が即介入します．ある程度診療する余裕がある場合には少し学生にやらせるという形をとります．救急搬送患者ではリアルタイムで学生の病歴と身体所見と初期アセスメントに対してフィードバックをします．ウォークイン患者では，大体20分くらいで病歴と身体所見と初期アセスメントをして，プランを立てさせます．いったん患者さんを待合室に待たせている間に，指導医と研修医を含めてディスカッションして，病歴と身体所見と鑑別診断でフィードバックを与える．また，フィジカル診断の確認は私自身が主にやっています．

藤沼 それで何分ぐらいですか．

徳田 それを全部やるのに，最終的にある程度方針が立つまで1時間以内．

藤沼 全体で1時間．

徳田 1例1時間です．3チームありますから，大体1時間で3人ぐらい診る．大体午前中9時でスタートしますから，12時まで3時間ありますから，各チームが3人ぐらい患者さんを診て3チームだと9人．

藤沼 結構診ますね．

徳田 それを午後までずっとやる場合と，午前中だけで終わる場合とパターンがあります．夕方までやる場合は各チーム5～6人とか，7～8人は診ている．

藤沼 細かくなってしまいますけど，例えばディスカッションしてプリセプター（マンツーマン方式で実践能力を教育する方法）みたいなことをやったあとに，説明したり処方したり，検査法の決定とかは誰がやるのですか．

徳田 患者さんへの最終的な説明は指導医が行います．検査や処方などのオーダーはチーム内の研修医と指導医が行います．
　そのオーダーをする前には学生にまず考えさせます．学生が3人いますから，3人をチームとしてディスカッションさせて，我々にそれを提案させます．そして，我々がフィードバックを与える．
　例えば肺炎の疑いでしたら，グラム染色とか培養，血液検査，どういう血液検査が必要なのかというのを一つひとつ言わせて，何のためにこれを出すのだという根拠を説明してもらいます．治療に関しても，薬とか点滴について細かく議論します．どういう種類の輸液製剤をどれぐらいのスピードで落とすのかとか．

藤沼 そうすると何が来るか分からないのですね．

徳田 そうです．だから彼らにとっては非常に面白い経過です．

藤沼 さっきの longitudinal integrated clerkship とかなり似ていますね．

徳田 そうですか！（笑）

藤沼 ようするに誰が来るか分からない．救急外来だったら小児科も来るのですか．

徳田 来ますね．外傷も妊婦さんも施設からのご老人も来られますよ．

藤沼 次に何が来るか分からないところで，ずっと診続けるというのは，さっきのフリンダース大学＊の longitudinal integrated clerkship そのものですね．

　これはもう完全に学生がほとんどやってしまうのですが，おそらく来る患者は「闘魂外来」よりももうちょっと軽症だと思います．

徳田 「闘魂外来」はもう5年ぐらい前からやっていますね．

藤沼 これはイベント的にやられているのですか．

徳田 今は月1回ぐらいのペースで，北は北海道から南は九州まで，全国のいろんな病院からリクエストがあります．先日は湘南藤沢病院，湘南厚木病院でやりました．

＊**フリンダース大学**
　オーストラリアの1966年に設立された大学．フリンダースという大学名は，19世紀の探検家で有名なマシュー・フリンダースから命名されている．オーストラリア国内はもとより，アジアパシフィック地域でも認知度の高い教育研究機関として，世界的に有名な総合大学．

■「闘魂外来」は究極のクラークシップだ

藤沼 これを1カ月やったらものすごい経験量になりませんか．

徳田 そうですね．

藤沼 究極のクラークシップですよね．

徳田 入院させたあとのフォローが一つ課題ではあるのです．初診を診てその日の状況は診ているのですけど，そのあと入院したあとどうなるのかというところまで，アウトカムを患者さんの状態の変化とかを診る体制まではないのです．デイワン（1病日）のケアはチームのメンバーとして前線でやる．

藤沼 プリセプターというか，スタッフ側の資質というのはどういう．

徳田 やっぱりジェネラル系ですね．

藤沼 じゃないとできないですね．

徳田 救急あるいは総合内科，総合診療系の人たちを各チームに必ず指導医を配置するのです．私は全体の統括ということで，患者さんのインフォームドコンセントも取って，あとトリアージですね．この人は急ぐか，あるいは闘魂外来とは別枠で最初から当直のドクターに診させたほうがいいとか，振り分けの仕事をやっています．そして，フィジカル診断の確認，振り返りセッションの司会です．

藤沼 これはいろんな病院でやられているみたいですが，病院ですよね．

徳田 病院です．最初は水戸協同病院でやっていたのですが，いろいろな病院に知られるようになったものですから，全国各地の教育病院からのリクエストに応えて全国展開をしています．研修医を何とかリクルートしたいという病院は学生さんとの接点になります．学生さんがこういうイベントを機会にその病院に集まって，勉強ができる機会を提供するということは病院にとって重要な戦略的価値があります．その中からその病院にマッチングで研修医として入ってくる人たちが結構出てきているのです．

藤沼 この時のスタッフというかプリセプターは現地の指導医にやってもらうわけですか．

徳田 ええ，現地の指導医プラス我々が何人か連れていく．病院側のリクエストに応えています．初めての病院では，具体的な教え方というか，学生にどこまでさせるかという阿吽（あうん）の呼吸などについて，ちょっと分からないので何人か我々のほうから指導医クラスを連れていきます．そういう事務局も立ち上げています＊．

＊闘魂外来の感想文
　湘南藤沢病院での闘魂外来学生の感想文をみてみましょう．赤澤賢一郎先生が指導医です．
　～～～～～～～～～～～～～～～～～～～～～～～～～～～～
赤澤先生，
　日曜日は闘魂外来で1日面倒見て頂き，どうもありがとうございました．レジオネラ肺炎疑いの症例が，先生に教わった矢先に昨日出てきてびっくりしているところです．

　1日を振り返りますと，
　1）身体所見に関する闘魂
　2）患者さんとのやりとりに関する闘魂
　3）自分とのやりとりに関する闘魂
を感じました．

1）身体所見に関する闘魂
　まとめますと，「これ実臨床ですぐ使えそうだな」と思う知識を優先して覚えようと思えたことが第一の発見です．
　ヤギ音，声音振盪，フーバー徴候，ばち指など聞いたことはあるけれど実際に注目したことの少ない身体所見について，チーム全体が徹底して精通していたことはまず非常に印象的でした．数秒でできる検査で，検査前確率をあげられるのであれば，多く行えるに越したことないなぁと思います．なるべく多く知りたいと思いました．
　また，身体所見でないにせよ医学知識についても臨床にすぐ生きる知識とそうでないものの見定めが必要だなぁと強く実感しました．NADHをサイトゾルから中に入れるのがASTで…という知識もやがては必要でしょうが，それを勉強するあまりアルコール性肝硬変ではAST>ALTという初歩的な

知識を忘れてしまってはとても恥ずかしいなぁと思いました．また，A→P でも P→A でも国試的には関係ないでしょうが，実際の CTR の計算では大事な条件になるということも新しい発見でした．

2）患者さんとのやりとりに関する闘魂

　先生は本当に IC が上手ですし，さりげない患者さんとの会話でも気を遣われているように感じました．General Appearance をつけ続けないと勘が磨けないのと同じで，患者さんの気持ちを察し続ける中で段々鋭い勘ができてゆくのかと思いました．もちろん天性のセンスもあると思いますが，意識して試行錯誤を繰り返してゆこうと思いました．

3）自分とのやりとりに関する闘魂

　最後に印象的だったのは，先生がご自身について何度かお話された時のことです．先生ご自身のキャリアを振り返って，僕のキャリアについてアドバイスを頂けたことはとても印象的でした．お子さんのお話や，大学で何か面白いことをすればいい，というお話はまだ想像したこともなかったのですが，次第に考えてゆこうと思いました．

　総じて，今の医学を学ぶ姿勢と将来の計画性両方についてきれいにベクトル調整をして頂いて，予想以上に充実した 1 日でした．次回は病歴聴取や所見とり，カルテやプレゼンなども練習させて頂けるととても嬉しいです．

　またお世話になれるのを楽しみにしています．本当にどうもありがとうございました．

～～～～～～～～～～～～～～～～～～～～～～～～～～～～～～～

　以上，さすが，赤澤先生ですね．学生さんもすごい！（徳田安春ブログより転載）

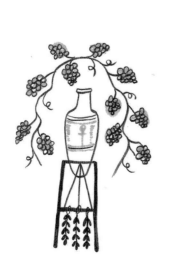

身体所見
患者さんとのやりとり
自分とのやりとり

■ 学生がエキストラカリキュラムに取り組み始めた

藤沼 先生は学生とかなり交流されている機会が多いですけど，最近の学生さんの間で，例えば平島修先生（徳洲会奄美ブロック総合診療研修センター センター長）がリードしているような，これまでなかった学びのカルチャーが出てきたじゃないですか．あの辺のフィジカル派（笑）とか，例えば闘魂外来とかに，引き寄せられる学生はどんな人たちですか．

徳田 その中には将来総合診療医をやりたいという学生さんが多いですね．また，幅広い診療のスキルを身につけたいという人たちも多いですね．これがまた，結構重なっている人達も多いですね．

藤沼 ちょっとできる子たちが多いのですか．今の学部教育では物足りないという人たちですか．

徳田 そうですね．カリキュラム外の学習を土日とか休日とか夜にやるわけですから，ある意味，勉強が好き．あとみんなで一緒にやるという，ある意味サークルとか，今までスポーツとか部活の中身がそっくり勉強になっている．その勉強内容も学内でできるものではない．学内では教えるような人たちがいない分野が多いので，やはり総合系が多いですね．

藤沼 今は確かにそうですよね．学生さんで総合系に関心がある人は熱心な人が多いですよね．

徳田 熱心な人が多いですね．医学会でも学生部があるじゃないですか．結構サークル的な活動の延長みたいに，さらに広がったみたいなものです．ソーシャルメディアの存在も大きいと思いますね．やっぱりみんなそういうのを立ち上げる時にはソーシャルメディアのサイトを活用します．フェイスブックやラインとかを活用してどんどん参加人数も増えています．

例えば大学を越えたネットワークで一番大きいのは，TEAM 関西＊という関西の医学部，医科大学系の勉強会ですが，500人とか600人とかそういう規模のメンバーがいる．

藤沼　これなんかフィジカルとか推論とかそういうのを集まってやる．

徳田　そうですね．やっぱり総合系が多いですね．面白いのは去年，TEAM 関西で取り上げたテーマが Choosing Wisely ＊だったのです．私は，参加しなかったのですが，患者さんのために大事なことについて自分たちで自発的にやっているのですね．

藤沼　つまり逆にいうと，今，卒前教育でそれをやってないということですね．卒前教育で一切やられていないことが実は学生にニーズとしてあるんだけど，それには大学があまり応えていないということですね．

＊ TEAM 関西
　チーム関西は，関西の医学生が相互に交流し，教えたり学んだりするための学生のあつまり．毎月1回，大阪市立大学に集まって勉強会を開いている．勉強会といっても堅苦しいものではなく，自由な空気感で楽しく学ぶことがコンセプト．

＊ Choosing Wisely
　Choosing Wisely キャンペーンは，米国内科専門医機構が始めた過剰診療について医師と患者のコミュニケーションを促進するための世界的な活動．
　医師がそのプロフェッショナリズムに基づいて，患者のアウトカムをよくするための科学的エビデンスに基づく推奨リストを，患者・医師の信頼関係を中心にして shared decision making を行うことが目的である．
　アウトカム改善のエビデンスが無く，侵襲的な精密検査を誘発し，精神的不安を与える偽陽性リスクもある脳ドックや PET 検診，腫瘍マーカー健診，などが全国の医療機関で行われているという実態について，医師がその有害性について患者に対して知らせるという倫理的に正義であり患者のための活動である．
　「Choosing Wisely in Japan あなたの医療ほんとはやりすぎ？」（ジェネラリスト教育コンソーシアム　Vol.5，尾島医学教育研究所，2014 より引用）

徳田 そうですね．そういう意味では今，本当に卒前教育で抜けている点をみんなが分かってきた．学生が，そこが実は大事であるということを認識し始めて，しかもソーシャルメディアでどんどんネットワークが広がって，外に出るようになった．欧米なんかでは考えられないと思いますね．休みの日とか夜集まって勉強するという．あるアメリカ人のドクターにそれを言うとびっくりしていましたね．欧米の学生ではこうやって大学を越えた勉強会――エキストラカリキュラム――，本来のカリキュラム外でやるというのはあり得ないと言っていました．逆にいうと，それだけ向こうのカリキュラムはハードで実践型ということと思います．

藤沼 そうですね．実習する時間がたくさん必要ですものね．

徳田 そういう意味では日本の大学は，国立大学は学費も安いですけど，私立はある程度学生を教育する体制をもう少し考えるといいという気はします．

藤沼 確かに海外，特に東欧，カリブ海，東南アジアとかは，割と日本の医学アカデミーが比較的軽視している国だと思うのです．「医学的」には全然関心を持っていない国だと思うのですけど，そこが実際の医学教育みたいなのをやると，かなり実践的で卒業生たちが優れているという部分があって，我々がびっくりする．実はそこが学生にもニーズがあるということですね．

徳田 そうですね．

藤沼 日本の学生自身がそういうニーズを持っているのですが，その辺りにどうやって応えるか．1つは大学内部からというのと，もう1つは外部からいろんな卒前教育に影響を与えるという2つの方略があると思います．

徳田 最近，東海大学がハワイ大学と大学間連携を始めました．今までもいくつかの大学では国際的な連携がありました．何人か交換留学生を入れるとか．しかし，医学生が大規模人数でハワイなどの現地に行って，直接そこで教育を受けるというのはあまりありませんでした．

　そういうものを，アメリカの場合は結構コストの問題があるので，もうちょっと近いアジアとかでやるとおもしろいと思います．

藤沼 確かにインドネシアに行ったらいいんじゃないかという話になりますよね．

徳田 インドネシアの日本人学生に聞いたおもしろい話があります．インドネシアの医学部を出て，今，日本の国家試験を受ける準備をしている日本人女子医学生です．学生ですが，大量の患者を診ていて，臨床経験がすでに豊富です．分娩も1人でやっていたといいます．インドネシアの離島では，医学生が普通に診療をやっているんですよ．学生なんだけど指導医なしで1人で診療もやっているのです．それが許されている．向うは離島が多いのです．医者が少ない．

藤沼 確かスリランカもそうでした．スリランカも医学生が診療を1人でやっている．ただ，そういった国に日本の医学教育を外注するというのも何となく不思議な感じもしますけどね．そういう極端な発想がありうるかもしれないですよね．

■ 日本独特の卒前教育のアウトカムを考える

藤沼 最近，若手のジェネラリストのリーダー的な方たちが，病院勤務から大学に異動されて新しいことをやろうとしていますよね．

徳田 その中のお一人は，もともと私と何度も闘魂外来をやっていました．彼はそこで闘魂外来的なものを病棟に応用して，「闘魂ホスピタリスト」をやっていますね．コンサルタントケースの紹介状が他科から来ると，学生に最初行かせて，まずアセスメントをさせているようです．

入院患者さんでそんなに緊急性がないコンサルトケースですね．例えば診断困難ケース．そういうケースに対してまず学生1人で行かせて帰ってきてプレゼンテーションをさせて，それに対してみんなでディスカッションして，もう一度みんなで診に行き，指導する．もう一回フィジカルを取り直す．闘魂外来の入院診療版ですね．

藤沼 某大学で医学部長と話す機会があったのですけど，大学の経営トップというか，運営トップの人たちが卒前教育のアウトカムを何で見ているかということなんですけど，すごいシンプルにいうと，自大学出身者が自分の大学病院に何人残るか？ときいてびっくりしたんですよね．

徳田 それは大学の？

藤沼 大学の看護学部も医学部も．

徳田 目的が？

藤沼 そうです．そこが上がったら，カリキュラムがよかったと評価する．

徳田 それがアウトカム？

藤沼 それが現実的な判断なんです．評価基準．だから逆にいうと大学病院に残るような卒前教育をやると，そこの部門は間違いなく評価されるんです．で，そこに，大学のジェネラリスト部門や，ジェネラリストがとるべき戦略があると僕は思う．だからある先生がジェネラリスト教育部門をそこで立ち上げて，その大学出身の人がその某大学病院にもちゃんと残ったとなったら，その部門の評価はべらぼうに上がると思います．

徳田 これは典型的な「タテ社会の力学」ですね．日本人ではもっとも黒川清先生が詳しいです．社会人類学者の中根千枝氏が 1960 年代に明らかにした日本人独特の社会システムです．ウチとソトの区別がその基本システムです．ソトの論理はウチからは通常無視されます＊．

また，丸山真男氏が「日本の思想」で述べたタコツボ型システムでもあります．タコツボ内の人々がどう行動するかが最も重要となります＊．この事実は日本社会のあらゆるシステムに普遍的にみられる現象でした．大学医学部だけの現象ではありません．このことは，外国人にも気付かれています．まず，ルース・ベネディクト氏の「菊と刀」＊，そしてカレル・ヴァン・ウォルフレン氏の「日本・権力構造の謎」＊，最近ではターガート・マーフィー氏の「日本・呪縛の構図」＊などで詳細かつ正確に指摘されています．

徳田 日本の大学では外国人の教員が極端に少ないですね．また，日本人は所属医局を変えることがほとんどありません．この現象は，日本の会社員でもいえます．ライバル会社への転職はタブーです．「独立した個人（市民）」という意識がありません．最近，某大学病院で起きた多数の手術失敗死亡ケース事件の原因は術者のスキルが低いというのが直接的な原因ですが，大学内の「タテ社会システム」が間接的で構造的な要因です．

＊中根千枝：タテ社会の人間関係（講談社現代新書），1967．
　（著者に聞く・2014 年元旦広告より）長く売れ続けている理由？　そうねえ，そのときの現象じゃなくて理論を書いたことかしら．最近の銀行の問題，柔道協会の問題，原発ムラの問題など，数々の不幸な事態にしても，タテ社会の悪い部分が出ていると思う．

＊丸山真男：日本の思想（岩波新書），1961．
　現代日本の思想が当面する問題は何か．その日本的特質はどこにあり，何に由来するものなのか．日本人の内面生活における思想の入りこみかた，それらの相互関係を構造的な視角から追究していくことによって，新しい時代の思想を創造するために，いかなる方法意識が必要であるかを問う．日本の思想のありかたを浮き彫りにした文明論的考察．

＊ルース・ベネディクト：「菊と刀」光文社，2008．
　第二次世界大戦中，米国戦時情報局の依頼を受け，日本人の気質や行動を研究した文化人類学者．日系人や滞日経験のある米国人たちの協力を得て，日本人の心理を考察し，その矛盾した行動を鋭く分析した．

＊カレル・ヴァン・ウォルフレン：「日本・権力構造の謎」早川書房，1994．
　在日 30 年のジャーナリストが冷徹な眼でえぐり出したこの国の真の姿．日本における権力の行使のされ方に焦点をあて，政治，ビジネス，教育等あらゆる側面からこの国を動かす特異な力学を徹底的に分析した，日本社会論．

＊ターガート・マーフィー：「日本・呪縛の構図」早川書房，2015．
　ハーバード・ビジネススクールで MBA を取得した元投資銀行家であり，『平家物語』から喜多川歌麿まで日本文化をこよなく愛するマーフィー教授が，持てる知識を惜しみなく注ぎ込んだ日本論の集大成．

この事件の分析では外科の教授同士の仲が良くなかったからだということが原因でした，ということになっています．しかし実際はもっと根が深いのです．構造的原因があります．大学医学部のゴールはタテ社会システムからみると容易に理解できます．「規制の呪縛」で，黒川清先生はこれを「マインドセット」と呼ばれています．構造的洗脳です．

藤沼　評価基準は，残念ながらそうなんです．日本の医療どうこうじゃないです．日本の医療への貢献じゃないんです．そうじゃなくて，自分の大学にどのくらい貢献できる人物が出たかということがもっとも重要なんだそうです．

徳田　世界とは逆ですね．アメリカなどの場合，卒業して外に出るのが当たり前で，大体研修医は半分以上ぐらいは外から来るじゃないですか．

藤沼　外からたくさん研修医が来るのは，助かるけどじつは幹部はあまり喜ばないです．そこはすごく日本の特殊性です．ただ，それを戦略に据えないといろんな試みも厳しいかなと思っているので，そういう点で，初期研修で残ろうと思わせるようなファカルティが大学にちゃんといるというのはすごく大学病院に重要です．そうしないと評価が上がらないというのは見ていて僕すごくよく分かったんですよ．「ああ，そういうことなのね」みたいな．例えば某大から卒業で今年は当院に5人入りましたみたいなことが評価されないんですよ．まったく評価されない．関係ない．卒前教育がよかったからじゃなくて，それは大学を捨てて行ったってことでしょ，大学はダメだと評価したということでしょとなるのですよ．

徳田　それで逆に，そういう優秀な学生たちがその病院に行ったということに，もし危機感を感じたら，それで自分たちのプログラムを改善させてという，そういうことですか．

藤沼 やはり基本的なことをきちんと教えられる人が大学病院のなかにいるということが非常に重要みたいで，そこはやっぱり総合診療系の方向を考える時にかなり重要な視点です．特に大学病院の教育でどのくらいその人たちを確保できるかというのは1つの目標だと思いますけどね．

徳田 大都市の大学は，おそらくトータルの医者の数はまだまだほかの地方の国立大学よりは多いと思いますけど，地方は大変です．先日，某大学の先生たちとも話をしたんですけれども，どんどん卒業生が外に出ていくと言っていました．すごい危機感を感じているのですけど，どうすべきかその突破口がないんですよ．

藤沼 その辺りが大学のなかでどういうふうにジェネラリストの人たちがこれから展望を切り拓いていくか，現実的な戦略が必要です．

徳田 T大学は結構善戦しているのです．外からも来るし，T大学から残る人も多くて，毎年60人ぐらいマッチします．

藤沼 それはどうしてですか．水戸地域医療教育センターのおかげですか．

徳田 水戸地域医療教育センターも含めたローテーションでしょうね．本院以外のローテーションを自分が好きなようにかなり自由に組める．大学病院ローテーションと地域医療研修だけだと，厳しいと思うのです．いろんな病院のよいところをアピールして，そこに行けるというメリットが，おそらく残っている理由じゃないかと．

藤沼 もう一つ，そこの部門の実習に対する学生の評価を大学の人たちはかなり気にしていますね．例えば，この病院の実習はすごく評判がいいというのをすごく気にしていて，そういう点では学生中心の発想になっているなと最近思います．

■ イギリスの卒前教育の戦略に学ぼう

藤沼 例えばイギリスの場合は大学に大学病院がありそうでないんです．ちょっと違う仕組みになっているのです．イギリスで GP（General Practitioner）の部門が最初に大学の中にできたのは，かなり最近の話で 1970 年代前半だったと思います．

徳田 そうなんですか．驚きです．

藤沼 GP はイギリスで Second Rate Doctor とずっと言われていて，専門医に比べると相当地位が低かったのです．下手すると GP のところに実習に出すというのは unethical, 非倫理的な行為だと言われていた（笑）．そんなところに学生を出すのはダメっていわれていたのは，それほど昔の話ではないんです．でも大体どこの国でもそうなんですが先鋭的な人たちってかならずいるんですよね．やっぱりとんがった人たちがいるんですよ．アメリカもそうだったんです．イギリスの場合もそうで，最初の Professor of General Practice は確かエジンバラですけど．

徳田 スコットランド．

藤沼 スコットランドです．そこの辺りでやる戦略がいくつかあって，一つは，自分らは診療の場を大学病院にはもっていない，で，医学生を地域に出さなくてはいけないという国の方針が先にあったのです．地域医療を教えることができる医者をそろえなくてはいけないということになります．そして，彼らは戦略目標として GP 実習を学生のアンケートでもっとも評価を高い実習にするというところに設定したんです．そのためにものすごく FD ＊をやったということです．それからもう一つおもしろいのは，大学の GP 部門が地元の GP 達とつながりができた時に，まあ GP って結構女性が多くて，旦那さんがスペシャリストということが結構多いのですが．

徳田 2人とも医師で．

藤沼 そうです．2人とも医師で，旦那が呼吸器科のスペシャリストとすると，必ずパーティをやる時は旦那も連れてこいと．つまり旦那もGPの仲間に引き込む．

徳田 これは学生をGPにするために？

藤沼 究極的にはそうですね．で，FDの時に呼んで，そのスペシャリストの先生に，とにかく一緒に手伝ってくれとか，教えてくれという形でどんどん組み込んでいく．それで実習に人気が出たというのが1つ．

徳田 それは面白いですね．

藤沼 面白いですよ．もう一つはとにかく大学の教育の一番肝になるところをつかむというのを戦略的な目標にしたらしくて，それが評価なんですよ．日本でいうとOSCEとかなのかもしれないけど，評価セッションに関してはGP総動員させて，おそらく大学にワーッとGPが集まってきて評価した．イギリスでは大学の専門医，研究医の先生はそういう地道な評価の仕事を一番嫌がるのだそうです（笑）．評価は面倒くさいから．臨床実習にひっついてやったりするのも全部GPにやらせたりして，だんだん教育のコアの部分をGPがつかみ始めると，カリキュラム委員会なんかでの発言力がぐんぐん増してきて，GPのためのプログラムの時間を拡張できるようになってくるんです．このようにかなり戦略的にやっていたみたいです．

＊FD（Faculty Development）

学生の指導にあたっている教員に対するトレーニングのこと．FDは新任の教員へのオリエンテーションという趣旨のみでなく，既に教授や准教授としてキャリア豊かな教員に対しても新しい教育の流れ（概念や指導法）を学んでもらうという意味を含んでいる．日本の医科大学ではすべての大学においてFDが義務化され，大学教育のレベルを確保し高めていくことが求められている．

リサーチ推進はそのあとです．だからどっちかというと学生にいかにウケるか，学生の評価をいかに最高にするかです，大事なのは．どの科よりも学生からの評価を高くするというようにしたんです．ジェネラリストの今後を考えるうえでこの話から学ぶべきは，ジェネラリストの実施する教育プログラムを学生間でもっとも評価の高いプログラムにするということですね．

徳田 そういうことを戦略的にみんなでやったわけですね．

藤沼 とんがっていた人たちがですね．

徳田 すごいですね．

藤沼 その辺りの話はすごく面白いです．

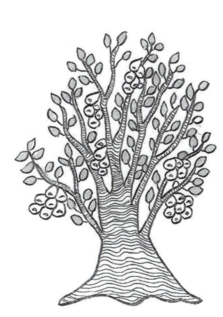

イギリスの卒前教育の戦略に学ぼう

徳田 日本もぜひ取り入れていくつか，やりたいですね．

藤沼 日本で総合診療部が大学の中にあるところは部門の規模は大体小さいじゃないですか．イギリスなんかもほんと常勤教員大していないわけですよ，診療部門自体がないから．だから教育か実習のコーディネートしかしないんだけど，でも実習，例えば総合診療部でコーディネートする実習は最高のものを提供するぐらいの覚悟があることが，すごく重要かなという気がします．あとは教育に関する汚れ仕事を全部やるというこの2つですね（笑）．

徳田 教育がカギですね．

藤沼 この2つでとにかくがんばる．

徳田 やっぱりスコットランド．医学教育のメッカ University of Dundee もあるし，Ronald M. Harden 先生みたいなカリスマ的な人もいます．なぜそこが，そういう医学教育の先駆的なエリアなんですかね．どうしてそこにそういう人たちが出てきたんですかね．

藤沼 面白いですね．これはちょっとよく分からないですけど，スコットランドはイングランドとはちょっと違うという意識があるみたいで．「Oxford, Cambridge じゃない」という．

徳田 そうですね．前も独立のための国民投票で，もう少しで独立寸前だったというぐらいでしたね．数年前に Dundee を訪問して Harden 先生にお会いすることができましたが，素晴らしい人でした．医学教育にイノベーションを持ち込んだ人ですね．

■ イギリスの Professor は徳が高い

藤沼 戦略的にやっている人がすごく多いという印象でしたよ．賢明な人が多いというか．僕もイギリスでいろいろ見学したので，いろんな先生とお話ししましたけど，まあ徳が高いですね．私が出会ったイギリスの Professor はみんな徳が高いです．何かちょっと雰囲気が違うんですよ．これはちょっとかなわんなと．

徳田 Integrity.

藤沼 そうかもしれませんし，身分が違うのかもしれません．

徳田 そういう制度がありますね．

藤沼 僕がロンドンに GP 実習に行った時に，「ドクター，君のお父さんは医者かい？」ときかれて，「いや，railroad man だ」と言ったら，びっくりしていて，「それは君のお父さんは君を誇りにしているだろう」みたいに言われたんですけど（笑）．アイルランドから来ている人は「君んちはファーマーだろ」と言われて，にやっと笑ったりして，何かこうちょっとそういう身分的なものがあるのかなと思ったりして．そういう世界を感じました．そこら辺はアメリカとはまた違う世界かなと思いました．

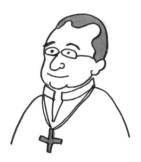

イギリスの Professor は徳が高い

■ アメリカのホスピタリストの卒前教育

藤沼 アメリカのホスピタリストは，教育に卒前教育に結構携わっているのですか．

徳田 ホスピタリストの学会で，Society of Hospital Medicine (SHM) というのが数年前にアメリカでスタートしたのですが，かなり人気が出てきています．おそらくこれが病院のポリシーというかシステムに合わせてニーズが出てきて，そのニーズにフィットしたために拡大してきたと思います．もともと，SGIM（Society of General Internal Medicine）という学会がありました．私はそこにも入っているのですが，そこにいた人たちがどっと SHM に流れているのです．

　ホスピタリストの場合はバックグラウンドを問わない．医療ニーズに基づいたプロ集団の養成であり，専門医制度とまったく別にスタートしています．Infectious disease でも，Cardiology でも，American Board なんとかってあるじゃないですか．しかしながら，ホスピタリストには American Board とか fellow がないんですよ．fellowship がなくても，いきなり普通に内科を終わった，あるいは小児科でもいいんです．今，小児科のホスピタリストが出てきています．自分たちで宣言するんです．要はホスピタリストという「病院の中での立ち位置」という役割です．

藤沼 Family Medicine からホスピタリストに行く人もいますね，少ないですけど．

徳田 病院で仕事をして？

藤沼 そうです．宣言型なのですね．パルチザンみたいな．

徳田 誰でもなれるのです．ABIM（American Board of Internal Medicine）でもいいし，ABFM（American Board of Family Medicine）です．何か1つ取って，病院の中で患者を診ますといった瞬間にホスピタリストになる．しかもそこに医療ニーズは結構あって，外科の術前の患者とかいう人たちもホスピタリストがみます．

アメリカでは自分たちがやりたいことだけやりたいというサブスペシャリストが多いんですかね．例えば整形のドクターなんかは朝から晩までとにかく手術だけしている．入院している患者さんが熱を出したりするのを診るのは面倒だというか，やりたくないみたいです．そういうのをホスピタリストは全部やってくれるので重宝がられていますね．

藤沼 アテンディングじゃないんですよね．つまりホスピタルに勤めているという．

徳田 Academic Hospitalist と Non-Academic というのがあって，Academic はアテンディングにもなるんです．そこにはレジデントもいます．Non-Academic はレジデントなしでひたすら自分だけで患者ケアをやる．自分中心の人にはオススメですね．

藤沼 Academic Hospitalist というのは大学の病院？

徳田 大学病院とその関連病院が多いですね．アカデミックの場合はリサーチのための protected time があって，それは月単位で決まっているみたいで，12カ月のうち，例えばジョンズ・ホプキンス大学だったら protected time が長くなります．6カ月とかいう人もいるみたいだし，4カ月とか3カ月とか，それぞれ契約の時に決まります．その間はリサーチして必ず何かプロダクトを出さなくてはいけない．逆にそれができない人は Non-Academic に移っている．

藤沼 大学にもそういう人というか，一応教育目的で病院が雇っている医者がいるのです．ただ教育してない（笑）．でも教育枠ということで．

徳田 病院の教員で？

藤沼 そうです．

徳田 病院教授というのがいろんなところにあるんです．そういう感じですか．

藤沼 日本では，教育・指導担当という名目で雇われている助教の人はたくさんいて．ただ実際にはリサーチをやれと言われて，みんな「あれ？」と言っているみたいです（笑）．不思議な感じです．でもホスピタリストではないな…．ホスピタリストなのかな，あれは．ホスピタリストはジェネラリストなんですか．

徳田 ホスピタリストはジェネラリストです．SHM 学会に毎年参加してはいますが，かなり具体的な個別ケアのマネージメントをどうするかという各論が多いですね．また，医療の質安全とか，マネージメント関連が多いですね．一方で，SGIM は結構ジェネラルマインドをどうするかとかが多いんです．

藤沼 僕，30 代から 40 代にかけて知的に一番影響を受けたのは SGIM です．初期というか，1980 年代後半ぐらいからずっと雑誌を購読してました．

徳田 SGIM の？ 小泉俊三先生〔東光会七条診療所（京都）所長〕もエディトリアルスタッフに入っていましたね．

藤沼 ものすごくピュアなジェネラリスト集団という感じでしたね．

徳田 一応まだSGIMも頑張っているので，やっぱりSGIMは教育が中心なところがあるんですね．どちらかというとホスピタリストはプラクティスが主です．結局自分たちで患者ケアをやっていくための方法論やコンテンツをそこでもらうという感じのスタンスですね．

藤沼 僕，SGIMを昔読んでいたので，1回学会行きたいと思って，昔ワシントンで学術大会があった時にはじめて参加したんです．当時英語があまりできなかったので，英語のできる若手医師と一緒に行ったんです．で，めちゃくちゃインパクトがすごかったですね．何がすごいかというと，まずスーツで来ているヤツがいない（笑）．単純に学会ってスーツ着て行くもんだろうと思ったら，みんな短パンとアロハとか非常にカジュアルな感じ．

徳田 場所はその時どこだったんですか．場所にもよります．

藤沼 ワシントンDCです．それでこの辺にピアス着けたやつとかいて，まったく海外が初めてだったので「こいつら何なんだ」と思った（笑）．
　それでワークショップというのにはじめて出会いました．当時の僕はワークショップなんてまったく知らないです．1980年代後半ぐらいか，90年始めかなので．シンポジウムとかワークショップといったって，日本だと実際は壇上に花を胸につけた人が代わる代わるしゃべるみたいなのが多かったのですが，「外来教育についての新しい方法の提示」みたいなワークショップが面白そうと思って会場に入ると，椅子だけ並んでいるわけです．前のほうにスクリーンが1台だけ置いてあって，あれ？狭いな？と思って，後ろのほうでひそかに待っていた．講義自体はすごく面白かった．今でもすごい記憶にあるんですけど．15分ぐらいで講義が終わって，「皆さん，じゃグループつくってください」とか言われて，「グループってどういうこと？」みたいな．

徳田 ワークショップだから．

藤沼　「輪になってください」とか言われて，全く経験なかったので「輪になるっていうのは何のことだ？」みたいな感じで．みんな自己紹介を始めるんですよ．自己紹介始めて，「僕，日本から来たので全然英語できないけどよろしく」って言ったら，「いいよいいよ」みたいな感じで．それはすごく面白かったんですけど，まあ，一つは僕はSGIMのジャーナルとか愛読していて，マニアだったので，SGIMの大物の先生の名前をたくさん知っていたんです．で，僕の隣にカート・クロンケ（Kurt Kroenke）がいて，「あ，クロンケ先生？！」みたいな．当時，めまいの研究で有名な人だったんです．「すみません，英語下手で」って言ったら，「いや，僕のドイツ語よりいいよ」って言われた．偉い先生と若い人が議論するというのは，当時の私にとっては衝撃なんですよね．

徳田　日本の教育現場ではあまりないですね．

藤沼　絶対なかった．それはすごい衝撃だったですね．ロールプレイも初めてみたんですけど，難しい患者，difficult patientのロールプレイをするんです．人気がなかったのか参加者が7～8人しかいなくて，プロの俳優の人がいて，参加者みんな教授レベルだったんです．参加者があんまりいないからおそらく招集されたんだと思うんですけど（笑）．普通，ロールプレイは10分ぐらいじっと見てやるじゃないですか．ところが，だれかが2～3分やったら「そうじゃないな，お前どけ．俺がやる」って他の参加者が言って．それみんな教授なんですけど（笑）．とにかく知的な雰囲気でした．

　その時初めてW.Levinson先生（Choosing Wisely Canadaのリーダー，トロント大学教授）＊と会いました．僕，論文読んでいたので，レズビアンの研究とかすごく面白くて，「日本から来ました」と言うと，「あら珍しいわね，日本から」みたいな感じで．すごく気さくな人でした．

藤沼 これが，僕の最初のSGIMのイメージです．だからあまりFamily Medicineとイメージ的にはそんなに差がない．同じような人たちなんです．

徳田 似ていますね．

藤沼 似ている．なのでSGIMの人たちがホスピタリストの学会に流れたというのは若干ショックだったんですけどね．

徳田 私も両方入っていますけど，両方参加している人が多いですね．どちらかといえば，ホスピタリストはプラクティスですので，教育に関してはSGIMが進んでいます．

藤沼 ethicsの教育や研究の中心もSGIMでしたし，すごい影響力があったと思いますね．

徳田 そうですね．

＊W.Levinson
「Choosing Wisely Canadaは，医師と患者が不必要な検査，治療，手技について，じっくり話し合い，賢い選択をするキャンペーンです．私たちは，医師と患者たちの間で，ほんとうの相互交流が最も重要であると考えています．どんな場合に検査が必要か，必要でないか，またどういうときに害が生じるのか，などについてじっくり話し合ってほしいのです．このキャンペーンのエッセンスは，こうした対話を作りだすことにあります．先に述べたように，このキャンペーンは2012年に米国で始まりました．現在すでに70以上の学会が参加しています．私たちは2年遅れて2014年にオンタリオ州で始めましたが，今ではカナダ全体に広がっています．そしてさまざまな国に広がりつつあります．」
（ジェネラリスト教育コンソーシアム，第9巻，「日本の高価値医療」40ページ，2016，尾島医学教育研究所より引用）

藤沼 今いろいろ思い出して懐かしい.

徳田 アメリカには American College of Physicians(ACP)＊があります．ACP はどちらかというサブスペシャルティが強いですね．それぞれの内科の最新知識を与えるみたいな Annual session があって，日本の支部もできて，日本内科学会では勉強できないのが，そこで勉強できるという．

藤沼 ACP Japan ですね．

徳田 ACP Japan. 今, 上野文昭先生（大船中央病院）が ACP 日本支部支部長をやっています．

藤沼 ACP Japan は，確か日本内科学会とは関係ない．

徳田 関係ないんですよ．前は同じ期間中に近くで開催していたんですけど，完全に今分かれたのです．今，会場は京都大学で行われています．

藤沼 たとえると，ちょっと台湾っぽくないですか．

徳田 台湾？

藤沼 中国が日本内科学会で，台湾が ACP Japan（笑）．今の話聞いたら台湾かなと思った（笑）．

＊**米国内科学会（ACP）**
　1915 年創立の世界最大の内科専門医の学会である米国内科専門医会（ACP）と，1956 年に設立された内科医の学会，米国内科学会（ASIM）が 1998 年に合併してできた学会（ACP-ASIM）で 2003 年春に名称を ACP に統一した．会員数 11 万 5 千人（医学生会員 1 万 5 千人を含む）を擁し，世界 80 か国に会員を有する国際的な内科学会．

アメリカのホスピタリストの卒前教育に学ぶ

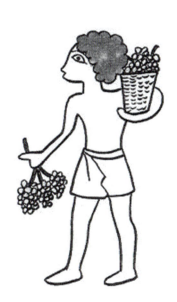

■ 優秀な学生がジェネラリストを目指す

徳田 本書の各章の冒頭の「コンソーシアム協力の諸先生13人からから寄せられた62の論点」を書いた人たちの主張には「私はこう思う」みたいな主張も結構ありますね．先生がおっしゃったようにスコットランド，エジンバラでやったような取り組みが日本で今後展開されるでしょう．優秀な学生がジェネラリストを目指すという流れです．

藤沼 内科のプログラムが結構厳しいプログラムになっているから普通の医学生が内科を敬遠する傾向に今なっているんです．大変だという人は内科を避けて総合診療にしようかなと思っている人が多いらしいです．面白いですけど．

徳田 総合診療は結構選択肢も多いですからね．救急も勉強できるし，こどもの診療もできる．

藤沼 内科はちょっとハードだなという．今，さっきのフィジカルとか闘魂外来とかの人たちに引き寄せられる学生さんたちというのは基本的にかなり優秀だと思っています．優秀な人はトップ10％ぐらいじゃないでしょうかね．

徳田 そうですね．100人，120人ぐらいいると，そのぐらいですかね．

藤沼 まあ，そうじゃないヘタレ系のためのジェネラリスト塾みたいなのがあってもいいかなと何となく思っています．「自信のない君に贈る」とか（笑）．

徳田 今，海外にどんどん出ているというのは面白い．

藤沼 面白いですよね．統計は誰も把握してないかもしれない．東ヨーロッパ，アジア，カリブ海，すごいですね．

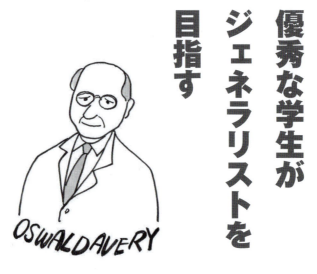

優秀な学生がジェネラリストを目指す

徳田　ハンガリーの卒業生はみんな結構成績がいい．頑張っています．

藤沼　おそらく医学教育自体がすごく進歩したんじゃないでしょうか．

徳田　自由な雰囲気がないと学問もなかなか伸びないですね．聞いたらハンガリーの試験はすべての科目で全部面接みたいなのです．ですから直前の丸暗記では通じないと言っていましたね．相当勉強していたみたいです．面白いなと思ったのは，この間東京大学大学院医学系研究科医学教育国際研究センターにビジティングで来られたタフツ大学のリー（Mary Yu-mee Lee）先生．あの人の話が面白かった．flipped learning，反転学習．あれはかなりもう取り入れていて，授業はオンラインですでに家で見て，ディスカッションするためにクラスはあるという教育の流れが出ていましたね．

■ 日本の医学生は，部活やりすぎ？

藤沼　アメリカのメディカルスクールの人は部活をやるんですか．

徳田　部活ってあんまりやりません．

藤沼　たまにサラ・ヒューズみたいにフィギュアスケートで金メダルを取ったあとに医者になった人がいたけど，そんな暇ないんじゃないかと思うんですけど，日本の医学生は部活をやりすぎじゃないですか．

徳田　部活，やりすぎです．あとバイト好きも多いです．

藤沼　自宅に帰って勉強しているというイメージがあんまりないです．

徳田　ないですね．ただ，私は貧困のためにバイトをしていました．

藤沼 卒試や国試の前ぐらいじゃないか．

徳田 日本の大学，学部全体にその傾向はいえるのですか．医学部は勉強しなさすぎですか．

藤沼 というか，なんであんなに部活で体力使っているのかというか．僕からすると信じられないことみたいですね．なんでそんなに厳しい走り込みやっているのだろうと．あれは医者のコミュニティつくるため道具ですからね．上下の．

徳田 先生は何もやられてなかったのですか．

藤沼 僕は大学に入ったら文化的なことをやろうと思ったんですけどね（笑）．

徳田 それまでは体育会系？

藤沼 剣道部だった．でも大学入ったらいくらなんでもスポーツじゃないだろうと，本読んだり，ディスカッションだと思ったら，最初のオリエンテーションの時，医学部野球部の◯◯ですっていうような話があって，「なんじゃこれ？」みたいな．「そういうのに参加しないと君たちは医学界では生きていけない」と言われて，部活の上下関係というのは将来までずっと助けになるんだみたいな，そういう医者のコミュニティ形成の感じでしたね．そういえばあれが嫌で大学出たんだ（笑）．医局で運動会があって．

徳田 医局の中で？

藤沼 医局運動会があって，医局対抗の．研修医がみんな仮装して出てくるんですけど，俺は大人だからああいうことやらないって，なんでこんな子どもみたいなことをと．それでちょっと「これ，たまらんな」みたいな．「いや，僕お金ないから部活とかできないです」って言ったら，「先輩がちゃんと食費とかくれるんだよ」と言って，差し入れとか．独特のコミュニティ形成のシステムがあって，あれが耐えられない感じでしたね．
　今考えると，僕がもうちょっと大人だったら逆にうまくそれを利用したのかもしれないですけど．今の学生さんはそういうのを嫌がると思うんですよね．

徳田 そういう意味では医局のあり方が徐々に変わってきつつあるんですかね．

藤沼 どう考えても，飲ませて，「どうだ，どうだ」っていうのはもうだめですが，一部の大学ではまだ残っているそうです．お前何期の学生？とかきかれたり．

徳田 ヒエラルキー的なものがありますね．

藤沼 ああいうコミュニティづくりはダメだと思うな．現代に合わない．

徳田 合わないですね．医局の限界と．それでマッチングで多くの学生が飛び出したというところもあるんでしょうね．

対話篇
Dr. 藤沼　vs　Dr. 徳田の
「ジェネラリスト教育原論」

2．卒後教育の論点

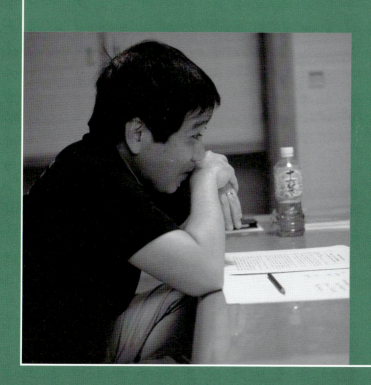

②卒後教育の論点

(ジェネラリスト教育コンソーシアム協力の諸先生 13 人からから寄せられた論点)

Q1： ジェネラリストを育成するに理想的なカリキュラム・プランニングについて

Q2： 総合内科研修には，各専門内科研修も必須と考えます．今の臨床研修必修化の「ポリクリの延長」のような状態を脱して，「4月1日から研修医という労働者であり，これは仕事である」というのをわかってもらうにはどうしたらよいでしょうか．

Q3： ジェネラリストとスペシャリストの対話，Discussion は？

Q4： 年配医師の不適切プラクティスを改善させるための教育的介入については，誰が，どのようにすべきでしょうか．ポリファーマシー問題や choosing wisely の問題に，多大なる影響を与えているように日々感じます．しかし，そこへの介入はなかなかしづらい現状です．勉強会をしても，不適切プラクティスを繰り返す医師は参加自体しません．そのような中で，われわれはどのように介入すれば良いでしょうか．

Q5： 総合診療専門医は増えていくのでしょうか？取得するメリットがあるのでしょうか？

Q6： 卒後医学教育に多くの Generalist が参入するための効果的な Incentive について，何かよいアイディアはありますか？

Q7： 自分の時代には，専門性を追求していくことが当たり前であったので，専門医教育を受け，資格を取ってからジェネラルの道に入りました．振り返って，2点メリットがあったように思います．
1）ジェネラルだけだと，アイデンティティ・クライシスを起こしやすく，何かしら専門性を持ってからジェネラルに飛び込んでおいたほうが「気持ちに余裕が持てる」
2）若いころに「勉強の仕方」を学んでおいたことが良かったように思う．（しかし，今ではジェネラルでも勉強の仕方は学べる環境にある）

若手家庭医が中堅になり，あらためて病院診療に戻るなどの動きも見える昨今，キャリア形成にとってどのような方法が有効とおもえるのか，指導医として，研修医のメンタルや志向性も考慮しながら，（それでもその志向性自体も変わる）どうアドバイスしたらいいのか？お二人のお考えをお聞きしたいと思います．

Q8： 外来診療教育，入院患者診療教育をどうするか

総合診療初診外来で指導医の下で患者を丁寧に診られるような環境をつくることが必須．毎日担当する入院患者の診断，治療の臨床的教育回診の環境をつくることが必要．そのためにも指導医の配置が重要である．指導医は教育者として総合診療専門医レベルでないとならない．つまり指導医になる人は入院担当患者を極力減らし，研修医らに教育指導がする任務として採用する．指導医レベルを各研修教育病院に配置しないと，その関連病院で研修する研修医教育にも影響がでる．一般病院，特に僻地中核病院においてもまさにそのことが求められている．

Q9： Generalist は学ぶべき範囲が広いが，どのようにして生涯学習を行うべきか？

Q10： 受け入れ先の医療機関は，若手の医師がくるとその分，医療機関（特に個人クリニックの場合）の信用や売上が下がると考えていることが予想されます．その上，なぜ給与を払わなければいけないのかと．現在は熱意のある医師と臨床教授などの称号でギリギリ担保されていますが，今後の需要が増えた場合どのように対応するのが良いでしょうか．

■ 初期研修のコアは，夜間救急で初期診療ができること

藤沼 卒後教育に論点を移したいと思います．

徳田 「コンソーシアム協力の諸先生13人からから寄せられた62の論点」には面白い意見がいろいろありますね **(Q8参照)**．

藤沼 卒後というと初期研修と，専門研修というか後期研修というか，専門医研修が制度化される予定ですね．まず初期研修に関してですが，先生が初期研修で一番大事だ，肝だと思っているというか，2年間たったところで，これは絶対身につけておくべき「コアは何だ」と言われたら，何だと答えられますか．

徳田 アウトカムとしてということですか.

藤沼 そうですね.これだけは絶対できないとダメだみたいな,つまりいろいろなプログラムを見る時に,ここを出たらこれはできるよな,というコアがあると思いますが.

徳田 私はずっと沖縄でやってきたということもあって,このことはクリアです.夜間の救急である程度初期診療を1人でできることです.

　背景に離島を多く抱えている県ということもあります.以前は,離島診療所に初期研修2年間修了後に派遣されていました.沖縄県のほとんどの離島診療所は医師1人,ナース1人,事務員1人の体制です.卒後2年研修して,例えば南大東島に送られるのです.そこは台風が来たら飛行機も飛ばないし,1人しかいないところで全部やらなければいけません.ご老人,小児,妊婦,外傷,などなんでも来ます.

藤沼 例えば沖縄県立中部病院が戦後ハワイ大学と組んだりしていた時のコンセプトもそれなんですか.

徳田 はい.

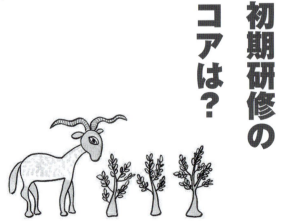

初期研修のコアは?

■ 救急とプライマリケアの 2 つが全員に求められた

徳田 もともと沖縄県には，大学の医学部がないという状況でした．私は琉球大学の 2 期生ですが，琉球大学から卒業生が出たのが 1987 年からです．第二次世界大戦が終わって 1940 年代, 50 年代，復興にかなり時間がかかって，60 年代になって初めて教育病院を作ろうという話が出てきた．当時，琉球政府は米軍の支配下でしたから，ハワイ大学が近いということで，ハワイ大学の助けを借りて事務所を立ち上げて，1967 年にスタートしたのです．スタート時の指導者は N.L.Gault 先生です．Gault 先生はもともとミネソタ大学の教授でしたが，米国政府の要請により，まず韓国の現代医学教育改革のためにソウル大学に招聘されました．その後，台湾の医学教育改革をした後，沖縄の医学教育プログラムをスタートさせたのです．

　ちなみに，戦前の朝鮮半島は日本に占領されていましたので，日本式の医学教育システムを採用していました．その時の中心人物は京大出の佐藤剛蔵氏です．佐藤氏は日本が敗戦する時までの約 40 年朝鮮半島に滞在し，近代医学教育システムをスタートさせました．しかしその後の朝鮮戦争で，病院や大学は壊滅的な被害を受けました．そこで登場したのが Gault 先生だったのです．ミネソタ大学から大量の医学部教員がソウル大学などの韓国の各大学に赴任して現代的医学教育システムを導入したのです．また，数十人の韓国人医師がミネソタ大学に派遣されて，医学教育方法について徹底的なトレーニングを施されたのです．韓国人医師集団はその後帰国して後の指導者となりました．これは韓国では今でもミネソタ・プロジェクトと呼ばれており，歴史的なプロジェクトでした．その後，医学教育で韓国は世界的にもリーダー格となりました．最近では，逆に，韓国が医学教育システムを中東やアフリカに輸出しています．これらは，韓国版ミネソタ・プロジェクトとも呼ばれています．

　さて，話を沖縄に戻しましょう．初代の Program Director であった Gault 先生のリーダーシップにより，1960 から 1970 年代にかけて北米の指導医が大量に沖縄に招聘されました．回診をやったり，手術をやったり，

普通に診療をやりながらティーチングをした．そのコンセプトは救急とプライマリケアができるジェネラルマインドのある医師の養成です．

　離島や僻地をたくさん抱えていて，そこで幅広い診療ができる医師のニーズがものすごくある．まずそこをカバーできる医師を育てないといけない．ごく自然なコンセプトがあった．マインドはジェネラルで，基本スキルは救急とプライマリケア．入って来る研修医は，救急とプライマリケアができることが全員に求められます．将来，循環器をやる，消化器をやる，眼科をやる，耳鼻科をやる，などに関わらずどの科に進む人も必ずこの共通のトレーニング期間があって，それが2年間なんです．内科系と外科系の違いはありますが，2年間は基本みんな一緒です．

藤沼　ある意味先駆的ですね．アウトカムが単一で．

徳田　そういう意味ではクリアですね．

藤沼　2年間の研修では，将来何をやるにしてもそれやるんだということですね．

徳田　みんな同じローテーションです．

初期研修のコアは，夜間救急で初期診療ができること

藤沼　確かに今の初期研修のプロトタイプみたいなところがありますね．当時まだ制度がなかったですからね．初期研修自体，制度がまだない時代だから．

徳田　当時，沖縄がこのプログラムを始めた時に，本土ではインターンの制度が廃止になって，入局ストレート方式になったのです．1970年代から．

藤沼　ちょうど時期を一緒にしているんですね．僕，よく知らないんですけど，沖縄戦では医師もかなり亡くなったのですか．

徳田　はい．軍に医師も付いていって，軍人の手当てとかもしないといけないじゃないですか．それでかなり医師も減ったのです．戦後復興の時にあまりにも医師不足が激しかったので，医介補＊という医療従事者がおりました．離島とかに2000年代ぐらいまで活躍されておりましたね．今はもうほとんど引退されましたけど．沖縄県の僻地と離島で，診療活動に従事されていたのです．医師免許は持ってないのですけど，処方もできるし，特別の措置で認可されておりました．

藤沼　確か外国の医師の方に，限定的ですが国内での医療活動することを認めたという話を聞いたことがあります．台湾の方とか．

徳田　そうです．医介補になった人たちはそういう人もいました．医学部もなかったし，国費留学制度が1960年代ぐらいから始まったのですが，帰ってくる人が最初は少なかった．日本の場合はほとんどの卒業生が自分の大学に残るというのがあるじゃないですか．その流れにみんな乗ってしまったのです．

＊医介補
　アメリカ占領下の沖縄（同奄美を含む）に設けられていた医療職のひとつである．正式名称は介輔である．医介輔は医師不足を補うための「代用医師」として，医師助手や衛生兵経験者らを対象に付与された．制度が作られた1951（昭和26）年に126名が認定され，最後の1人は2008（平成20）年まで診療を行っていた．

あともう一つ，沖縄に教育病院がなかったから，Gault 先生のプログラムが沖縄にできるまでは帰ってもトレーニングを受けられないので帰ってこない．

藤沼　ある意味でジェネラルの先駆けみたいな感じですね．

徳田　そうですね．地域ニーズから発生したプログラムですね．それがモダンなプログラムです．そのニーズを正確に捉えて教育プログラム化したのが Gault 先生だったのです．アジアの地域のうち，幸運にも韓国，台湾，沖縄は Gault 先生の影響を受けてモダンな医学教育システムを導入できました．しかし，敗戦したといっても，日本本土は実は戦前からシステムを変えていません．私はこれをプレモダンとよんでいます．

■ 初期研修を牽引した天理よろづ相談所病院と国立東京第二病院

藤沼　僕はやっぱり総合診療方式の初期研修でいうと，天理よろず相談所病院と国立東京第二病院（現：国立病院機構東京医療センター）．この2つがかなり大きな役割を果たしたと思います．僕は，卒業して自分が医者になってからいろいろと興味を持って見るようになったんですが，面白いのは当時，天理では研修医用の病棟を設定したらしいです．別棟だったかと思います．そこは地域の中規模病院ぐらいの感じで，臓器と関係なくいろんな患者が同時に同じ病棟に入っているのです．天理の本院は超巨大な病院で，そこは完全に専門分化している．本院は京都大学の研修関連病院ですけど，そこはめざす研修の場としては適切でないということで，研修医用の病棟だけ別個に作っていたときいています．

徳田　それは面白いですね．

藤沼 だから同時にいろんな人を診るという形でやっていたということです．

徳田 そこはいわゆる Department of Medicine という感じですかね．いろんな患者さんを診る．水戸協同病院で私は Department of Medicine を立ち上げました．水戸では，術前術後や外傷患者も診ていましたので，総合病棟部門です．水戸で立ち上げた Department of Medicine は，総合内科部門より守備範囲は広い．

藤沼 そうですね．どちらかというとうまく既存科の枠にあてはまらないような人を入れていました．循環器でもきれいに循環器の枠に入らないような，今でいうと multimorbidity（多疾患併存）＊だと思います．

徳田 そういう意味ではそういう病棟のニーズがむしろ今こそ多いのではないですか．

藤沼 そうですよね．否が応でもそうなっちゃっているんですよ．

徳田 いろんな病院を見てみると，入院患者さんの年齢は 80 代，90 代が普通になっています．

藤沼 普通ですよ．面白かったのは，昔亀田総合病院に見学にうかがった時に当時岩田健太郎先生（現：神戸大学教授）がやられていた総合医の病棟は，ほぼ都市部の中規模病院の高齢者病棟と同じでした．かつての舞鶴市民病院もそうでしたね．1回，見学に行ったことがあるのですが，入院している患者さんは特別レアな患者さんじゃないです．

徳田 common．

藤沼 common で multimorbidity. すごい先生がいればレアな病気を見つけるという伝説が舞鶴にはありましたが，だけど入っている患者さんはみんなそういう人ばかりじゃない．

徳田 普通ですね．common disease で multimorbidity．

藤沼 伝説的にいい病院といわれていた病院，研修の場は実はそういうところが多くて，東京医療センターも総合内科をつくって，総合内科病棟も今もそうですけど，一番大きい department で，あそこの総合内科病棟は2フロアぐらいありますが，ほとんどいろいろな疾患がごちゃごちゃに入っています．大体 multimorbidity．だから「ユマニチュード」＊とかがあそこから普及するわけなんですよね，まあ必然的にですね．

徳田 なるほど．その流れでね．

＊ **multimorbidity**
　これからの日本のプライマリ・ケアにおいては，まちがいなく m ultimorbidity がキーワードなると思います．で，2005年に Boyd らが JAMA に発表した論文が非常に興味深いです．これは，m ultimorbidity の時代において，高齢者に頻度の高い慢性疾患の診療ガイドラインはどのように役にたつのかを検証してみたような総説です．
　しかし，こういう状態の方に対する診療報酬がもしガイドラインの推奨の実施に連動していたらどういうことになるでしょうか．場合によっては一番高いコストが取れるガイドラインに焦点をあてたケア計画になるかもしれません．Multimorbidity の時代のプライマリ・ケアに DRG などがフィットしない大きな理由はそこにあります．
　さて，こうした患者のではケアの目標をどこにおくのか，おそらく根本的には Patient experience の重視，つまりは患者中心のアウトカム設定を共同で行うことが必要になるんだと思います．

【文献】
Boyd CM, Darer J, Boult C, et al:Clinical practice guidelines and quality of care for older patients with multiple comorbid diseases: implications for pay for performance. JAMA 294(6): 716-724, 2005
（藤沼康樹事務所ブログより転載）

* 「ユマニチュード」

ユマニチュード入門, 医学書院, 2014. 本田 美和子 (著), ロゼット マレスコッティ (著), イヴ ジネスト (著)

　イヴ・ジネストとロゼット・マレスコッティの 2 人によってつくり出された，知覚・感情・言語による包括的コミュニケーションにもとづいたケアの技法．この技法は「人とは何か」「ケアをする人とは何か」を問う哲学と，それにもとづく 150 を超える実践技術から成り立っている．

■ 初期研修で大事なのは，総合病棟での研修である

藤沼　だから初期研修で特に大事だなと思うのは総合病棟での研修です．

徳田　そういうとこでトレーニングすることですね．ジェネラルワード（general ward）ね．Department of Medicine です．

藤沼　はい，すごく重要だなと思っています．実はそれが最初に紹介した longitudinal integrated clerkship につながる．

徳田　そうですね．卒前もそこでやったほうがいい．

藤沼　今そこを認知心理学的な枠組みで研究しようとしている人たちがいます．金沢医大の高村昭輝先生によると，同時にいろんなものを診たり，マネージメントすると，コミュニケーションとかプロフェッショナリズムがなぜ涵養されるのかということを認知心理学的に研究しようという動きがあるそうです．

　僕は直観的にそれはまちがいなくそうだろうなと思っています．今，日本でプロフェッショナリズムの涵養云々というのが話題になっている背景は，実はジェネラルをやっていないからじゃないかと僕は何となく思っていたんです．そういう点で実は卒後医学教育，卒前，卒後，初期研修まで含めて，いかにジェネラルワードおよび救急プライマリケア外来を重視するかというのが，今の医療，医学系で問題になっている事柄の解決策の一つではないかと思っているのです．

徳田 大学でやっていないところですね．ジェネラルワードって．

藤沼 ジェネラルワードは大学では絶対に存在できない．

徳田 できないですね．

藤沼 構造上あり得ないので，そういう点でどうしたらいいのかとすごく思いますね．だから大学が買い取ったらどうかと思っている．ジェネラルワードのある病院を．

徳田 イギリスもそうだと思いますが，アメリカも大学病院の本院は原則無しですね．コミュニティの病院で実習や研修をさせて，ハーバード大やハワイ大なんかも市中病院でやっていますよね．ハーバード大学医学部附属病院というのはありませんし，ハワイ大学医学部附属病院というのもありません．しかも，Massachusetts General Hospital などの市中病院のレベルが高い．臨床もすごいですが，病院附属の研究所も多数抱えています．Massachusetts General Hospital には，日本人のポスドク

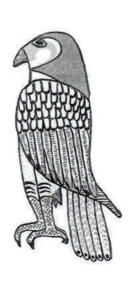

初期研修は総合病棟で！

研究者〔博士研究員の略称．博士号（ドクター）取得後，期間限定の研究者〕だけでも 50 人程度は常時います．その人たちは研究者ですのでもちろん診療はしません．病院なのに，診療をしない人々もたくさんいるのです．

　これらの市中病院は，レベルが高いだけでなく，莫大な利益を出していますので，それをハーバード大学医学部に注入しています．教員は大学の給与だけでなく，病院からも給与を得ているので，生活も成立します．日本の大学医学部附属病院の教員の場合，給与は一般の大学教員に準じていますので，一般の勤務医の水準と比べるとかなり低いですよね．だからかなりの数の教員がバイトをやっています．診療，研究，教育と多忙なのにさらにバイトもやる．これを当たり前と思って誰もおかしいと言わない．ちなみに水戸で私や同僚の教員たちは皆，筑波大学の正式な教員でしたが（臨床教授ではなく正式な大学院教授でした），給与は病院勤務医の水準でしたね．バイトはもちろんやる必要はありませんでしたので，さまざま教育活動を展開することができました．この水戸方式のほうが欧米では常識なのです．かのオスラー先生は「病院は大学である」と言い，「医学生は教室よりも病院で医学を学ぶべきである」とも述べました．ハーバードの研修医は市中病院で研修するので，水戸方式ですね．

藤沼　ネットワークで．

徳田　はい，本院というのはなくて．

藤沼　初期研修をやる時に，僕がちょっと期待していたのは，「たすき掛け」といっていろんな関連病院とからんでやるんだといって，いい方向に行くんじゃないかと何となく思ったのですが，あまりその効果が出ていない気がするのです．

徳田　「たすき掛け」で行く所は結局セクション別デパートメントが多いのです．水戸協同病院なんかは Department of Medicine があって，そこに

配属されるからいいのです．普通の病院ではジェネラルワードはありません．普通の病院で内科研修をするとなると，ある指導医について，そのオーベンが消化器をやっていたら消化器の研修をメインにやるといった感じになります．誰に付くかで決まるということです．結局ジェネラリストがいない所に行くと，ジェネラルワードもないし，その指導医の守備範囲の研修だけやってしまう．

藤沼 その辺りの価値観は日本の学問体系としての内科学にはないですね．

徳田 確かにないですね．

■ ジェネラリズムは「足し算」では育たない

藤沼 これがどうにかならないかなという感じが．もちろん，個々の内科医の先生をみれば，多くの良識派がいらっしゃると思うのですが，あまり見えないです．

徳田 そうですね．その発想はおそらく各サブスペシャリティを，全部というか，内科のいくつかを回ればそれで終わるという発想だと思います．それでジェネラルができると思っているのですね．われわれの発想とは全く違います．

藤沼 さっきのLIC(longitudinal integrated clerkship: 縦断的統合カリキュラム) の認知心理学的な研究はそこら辺に衝撃を与える研究ですね．

徳田 そうですか．それはいいですね．

藤沼 ブロックを積み上げていけば，全体一丁上がりとはならないということなのですよ．

徳田 それは重要です．具体的に証明というか，empiric にそうであるということですね．

藤沼 その辺りは育ち方とか，「足し算じゃないだろう」というのは，ジェネラリズムに通じると思いますが，その辺りはおそらく後述の論点の「ジェネラリストの役割」と関係すると思います．やっぱり，常にいろんなものを診ていないとダメだとすごく思います．

徳田 そういうのをなぜ気づかないのかということが不思議です．ジェネラルワードがいかに重要か．

藤沼 これはなぜですかね．

徳田 やっぱり自分たちがそこで勉強していないから分からないのですかね．

藤沼 知らないのですかね．

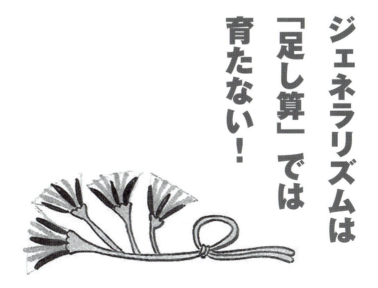

ジェネラリズムは「足し算」では育たない！

徳田　自分たちでそこで勉強していないから，そこのメリットを分からないのですかね．

藤沼　昔はどちらかというとジェネラルワードがあるのは，800床くらいある大きいところではなくて，もうちょっと下，もうちょっと地方の病院じゃないですか．

徳田　そうですね．100床から200床ぐらい．

藤沼　昔はそういう所に行くというのは基本的に何かに負けた人が行くという感じがあったと思います．僕が卒業した頃はそうだった．地域医療というのはいろいろ負けて落ちてくる所だとはっきりある教授に言われました．

徳田　さっき言った second rate．

藤沼　そうです．second rate なんです．僕はもうはっきりと言われました．大学の時の卒業の時，「君はどこで研修するんだ」と聞かれて，東京の地域病院でやりたいですと言ったら，「君，僕は君たちを一介の町医者にするつもりで教育していたつもりはないからね，そんなところにいくのは自殺行為だよ」と言われて，かなり不安になりましたけど，そういう価値観がありました．

徳田　確かに大学の先生方のお話を聞くと，大きい所にいるのがいい，価値が高いと思っているふしがありますね．

■ ジェネラリズムを知ってもらうための戦術がある

藤沼 John W. Saultz という，OHSU（オレゴン健康科学大学）の家庭医療科のカリスマ的な教授がいますけど，当時 family medicine というのが大学にでき始めた時に，それはなんだとか，意味があるのかという話が常にあって，彼がもっとも重要なのは誰が敵で誰が味方かをちゃんと見分ける必要があったとあるインタビューで答えています．これが面白かったんです．敵と味方をちゃんと見分ける力がないといけない．彼が言っていたのは，ステイクホルダーの医者は大体 4 種類に分かれると．

1つは最初から支持している人．それは将来的に家庭医療はすごく大事だってことを公言している人たちです．2番目には，大事だと思っているけど口には出さない人たち．いろいろここで口に出すと問題があるけど，僕も田舎出身ですごく分かるんですよ，みたいな人たち．3番目が，単純に知らない人たち．家庭医療ってまったく知らないから全然イメージがわかない．「何ですか，それは？」みたいな感じ．4番目はどんなに説得しても絶対に反対する人たち．

この4つのレベルを分けて考えないといけない．知ってもらうためにはものすごい努力が必要だから，最初の2つのレイヤーは味方だから，彼らはそういう人たちだなと思って，きちんとした説得力のある仕事をしていればいい．

徳田 ちゃんと説得すればいいわけだ．

藤沼 知ってもらうためのストラテジーが必要なのは3番目の人たち，知らない人たちに必要．4番目のなんでも反対って人たちは，孤立させろと言っていました（笑）．徹底して孤立させる．説得じゃなくて孤立させていく．まあ，インタビューで答えているそういう戦略がすごく具体的なんです．何となく大学でも，学会でもおそらくその4つに分かれると思うのです．何があっても反対する人たちがいる．

徳田 そうですね．いますね．

藤沼 どんなに説得しても一切駄目．何でも絶対反対．それはむしろ孤立させていくという戦略が必要みたいです．むしろ知らない人たちに知ってもらおうというのに注力したほうがいい．それがとても大事．「あのセミナーに，できる学生がみんな参加しているけどあれは何だ？」みたいに思っている人たちにいろんな戦略や取り組み策をつくるのがすごく重要かなと思います．

徳田 それは面白いですね．

藤沼 ジェネラル系の若い人たちは「分かってくれない」とよく言うんです．

徳田 「コンソーシアム協力の諸先生13人からから寄せられた62の論点」に書いてあった．アイデンティティとか書いてありましたね．

藤沼 それは人が与えてくれるものではないので，ストラテジーが必要なんですよ．

徳田 よく言われていますね．「アイデンティティ・クライシスを起こしやすい」と．

藤沼 そうそう．それ自体は，情けないといえば情けないんだけど（笑），敵と味方をきちっとより分ける力はすごく必要です．

徳田 そうですね．何か新しいことを病院の中でやろうとすると，そういうのがありますね．医療の安全とか医療の質系のことを新たにやろうとしたら，とにかく最初から反対する人，いくら理解しても反対する人，あと意見が無い人，などがいます．

藤沼 理解しても反対します．そういう人たちは，味方を増やして緩やかに孤立させることが重要みたいです（笑）．でも，最近大学のトップはジェネラルとか地域をちゃんと視野に入れていかないと大学自体が生き残れないと思っていますよね．

徳田 そうですね．上の人たちはだんだん変わってきましたね．

藤沼 徳は足りないかもしれないけれど（笑）．

徳田 危機感はありますよね．周りが相当変わってきて，県や市町村などの自治体，地域住民の方からも期待されています．

藤沼 これはなかなか面白くて，医学部自体の生き残りというか，ある意味「大学であることをやめたら？」みたいな話になったりする．少子化の中で「病院だけでいいんじゃないか」という説もあるようです．だけど医師不足だから大学を作るという．その辺がすごく全体として整合性が取れていない進み方をしていることはちょっと問題だと思います．トップとしてはすごく重要だと思います．
　特に総合診療医に関していうと，いろんな病院長の先生と話すと，総合診療医は医療管理側というかマネージメント側の発想をすごく持っているので，自分の仲間になってくれそうだから，そういう人たちがすごく欲しいとは言っています．一部の専門科でそんなの一切関係ないよという感じで，医者の技術は個人のものという意識がすごく強いのであまり組織的に考えるという癖がないところも多いとききます．その辺りでジェネラル病棟が絶対に必要だという雰囲気はできていると思います．

徳田 新しくできる予定であった専攻医のシステムも総合診療Ⅱで病棟でのトレーニングが入っています．そういうのがどんどん広がると，Department of Medicine,というジェネラル病棟があって，そこをプラットフォームにしてくれると思います．

藤沼 そこは，いろいろと意見はあるけれど，ある意味外圧になっているので，カリキュラムに書かざるを得ないですよね．なるほど制度化というのはこういうものかと思ったのですけど，そういう点で本当にジェネラルの人を欲しいという機運は教育上も高まっていると思います．

徳田 そうですね．特に地方の国立大学に相当危機感があると思うのです．マッチングでも残る研修医が少ないところがあります．また，県などの地域の自治体から，医師を派遣してほしいとすごいプレッシャーがかかっています．しかし，派遣する医師が不足している．大学病院の病院長レベルはかなり追い込まれていると思います．そこでどういうふうに今後行くかというところが課題ですね．

藤沼 やっぱりどんなに体制が苦しくてもトンデモ医者だったら，サヨナラしますよね．医者がいないから切れないということはなくて，地域からの苦情がもっと恐ろしいので，コミュニケーション能力とか基本的なスキルをちゃんと備えている医者じゃないと，いくら医師不足とはいえそこまではちょっと，という感じになるみたいですね．その点ですごく追い込まれているとは思います．先生は地方大学とか結構行かれることが多いですよね．

■ 大学でイノベーションが起きない

徳田 そうですね．問題点も分かっているんだけど動けないように見えます．なぜこれだけ大学があって，1つも教育的イノベーションが起きないのか，珍しいなと思います．これは日本の特色なのかなとも思います．実験的なカリキュラムというか，卒後研修体制というのを，これだけ大学があったら1つぐらい出てきてもいいのではないでしょうか．教育システムについて，何かコンテストみたいなものを文科省が呼びかけてやってもいいんじゃないかというぐらいです．

藤沼 確かに教育はイノベーションなのですよ．ちょっと今の基準からはずれるような特殊なところが応募してきて，現在の既成の基準とは違うけど認めますという形のものがあると面白いですね．

徳田 これだけ医学部があって，ほとんどイノベーションが起きてない．

藤沼 なぜですかね．

徳田 T大学はK先生がおられる時にやろうとしたのですが，結局つぶされていましたしね．今，ハワイと連携してまた少し模索していますけど．本来なら，私立大学のほうがやりやすいと思います．私立だと教授会より理事長や理事会が強いじゃないですか．やっぱり国立大学の最大の弱みは教授会の中に反対派がいて，家元制度の維持が大事だというところが抵抗勢力になっているのかなということになります．

藤沼 僕は大学は明らかに人材不足になっていると思いますが，大学は若い人にとって魅力のある職場にみえなくなってきているのが残念です．若者が夢を抱いて，大学という場でやってみようという気になりにくくなってる．ポストが減って将来も不安だし，規制も多いし，研究はほとんど科研費だのみなので，長期スパンで新しいことをじっくり取り組むという雰囲気ではないように見えます．

徳田 ないですね．

藤沼 大学はこのままでは危ないなというのが非常にありますね．

徳田 危ないですね．

藤沼 若いいい人材が集まってこない．

徳田 15年も地方大学はマッチングで苦戦をしています．そこはピンチです．しかし同時にチャンスでもあります．

藤沼 ピンチはチャンスですね．

■ 学生が研修医を凌駕する逆転現象が起きている

徳田 おそらく私立もそうだと思いますが，優秀な学生は市中病院の研修病院にとにかく出ていく．偏差値というか，いろんな尺度があると思いますが，面白いのは「逆転現象」があるのです．時々地方の国立大学でカンファレンスをやりに行くと，学生のほうが優秀です．研修医よりよく知っているのです．というのはカンファレンスに参加する学生はもともと優秀で，研修医はいやいやながら指導医の指示で出ろと言われて出ているのです．優秀な学生はみんなマッチングで外に出ます．残っている人たちは勉強する気がないという人たちが多いので，地方の大学ではカンファやると学生のほうが優秀ということが多々あります．逆転現象です．

藤沼 僕は大学とか大学病院をいかに魅力ある職場や，魅力のあるキャリアにするか．明らかに今，大学はいいキャリアとはいえないっていうイメージが強いですね．これは昔とまったく違っています．

徳田 違ってますね．

藤沼 これどうやったら復活できますかね．復活というか，「大学面白いじゃん」と思わせるために．その時に大学の魅力を訴える先生方が魅力的に輝いてみえないといけないです．どうしたらいいか，それにはすごく関心はあるんですけどね．

徳田 優秀な学生ほど外に出るということに，気づいているのか気づいていないのかですね．大学の中の人はあんまり誰も言わないのです．

藤沼 一般企業では典型的なダメな企業ですよね．優秀な人が外に行ってしまう，残らないというのは崩壊の企業の特徴です．

徳田 崩壊する企業です．ある大学ですが，病院長が初期研修制度をもとに戻そうとしました．その先生は，「初期研修なんか単なる見学だからどこへ行っても一緒だ」と言い放っていましたね．

藤沼 そういう方は専門医制度にも影響をもっていらっしゃいますね．

徳田 結局その発言もあって，初期研修の2年目の大部分は自由にローテーションができるようになりました．精神科と産婦人科を必修からはずされました．その理由は何かというと，「どこを回ってもどうせ見学だから一緒だろう」という．その人は気づいているのか気づいていないのか，気づいていたら確信犯だと思います．しかも「やる気のない研修医が多い」と言っているんですよ．

藤沼 ネガティブすぎるな，それは（笑）．
先生も参加されている「保健医療2035」＊は大学病院とかの反応は？どんな議論がでていますか？

＊「保健医療2035」
　急激な少子高齢化や医療技術の進歩など医療を取り巻く環境が大きく変化する中で，2035年を見据えた保健医療政策のビジョンとその道筋を示すため，国民の健康増進，保健医療システムの持続可能性の確保，保健医療分野における国際的な貢献，地域づくりなどの分野における戦略的な取組に関する検討を行うことを目的として政策ビジョンを提示している．http://www.mhlw.go.jp/seisakunits

徳田 プライマリ・ケアの現場で学生が診療参加型で実習している姿が20年後あればいいというような提言です．そういう場を大学がどんどん提供し，学生を外に出してくれるという考えです．ある大学は年間の3カ月は自由にどこへでも臨床実習に行っていいという方向性を打ち出しました．Electiveです．ただしお金は自分で出すことと，受け入れ先を自分で探してくる．そういうのをどんどん認めてあげたほうがむしろいいと思います．自分たちの中で教育できないのに抱えているのが現状ですよね．むしろもうプライマリ・ケアの現場に外国も含めて，どこへでも行っていいというようにすべきです．アジアに行こうか，ヨーロッパに行こうが，旧東ヨーロッパ系でも，どこへでも行っていいという．学生喜んでいましたね．飼い殺しにせずに，解放した方が学生のためになるのです．

藤沼 過渡期的な感じですね．とりあえず1回，自分をあきらめるみたいな感じですね（笑）．

Q：自分の時代には，専門性を追求していくことが当たり前であったので，専門医教育を受け，資格を取ってからジェネラルの道に入りました．
振り返って，2点メリットがあったように思います．
1）ジェネラルだけだと，アイデンティティ・クライシスを起こしやすく，何かしら専門性を持ってからジェネラルに飛び込んでおいたほうが「気持ちに余裕が持てる」
2）若いころに「勉強の仕方」を学んでおいたことが良かったように思う．（しかし，今ではジェネラルでも勉強の仕方は学べる環境にある）
　若手家庭医が中堅になり，あらためて病院診療に戻るなどの動きも見える昨今，キャリア形成にとってどのような方法が有効とおもえるのか，指導医として，研修医のメンタルや志向性も考慮しながら，（それでもその志向性自体も変わる）どうアドバイスしたらいいのか？お二人のお考えをお聞きしたいと思います．

■ 最初からジェネラル? それとも最初は専門性? どちらがいいのか

藤沼 よく若い人に聞かれるのですが,最初からジェネラルにいろいろやりながらそのまま行くというのと,最初は専門性というか,領域別の専門家になって10年くらいしたら今度はジェネラルというほうがいいのでしょうかという質問ですね.先生のご見解はいかがですか.

徳田 私は両方とも一応認めているというか,ありだと思います.結構いろんな理由で最初はこれをやりたいと思ったのが,途中で折れるということがあります.例えば,外科医を目指してずっと整形外科をやっていた医師が私の病院に突然来たのです.卒後7~8年目で,完成された整形外科医に近くなって,急にジェネラルをやりたいと.そういう医師も貴重と思います.その理由を聞いたら,ずっと整形手術ばかりやっていて,ある程度自分が将来どこまでできるかが分かって面白くない,もっと幅広い診療活動ができるようになりたいという純粋な思いが出てきて転向したいと言っていました.そういうのもありと思います.そのあと,その医師は急成長して,チーフレジデントもやっていましたね.

藤沼 キャリアの転向はこれからもどんどん出てくると思います.僕のところのレジデントも半分は転向組なんですよね.小児科の専門医資格を持っている人とか,心療内科で10年以上のキャリアがあって,大学の医局長だったという人とか,乳がんの読影をすごくやっていた人とか,いろんな人がいるのですが,そういう人がなぜ転向するかというと,実はこのキャリアは自分が目指していたものではなかったことにあとで気づく.

徳田 あとで気づきます.

藤沼 よくあるパターンなんですけど,そういう点でいうと転向ありかなと思う.ただ,この質問はどちらかというと….

徳田　最初からストラテジーとして，ですか．

藤沼　ストラテジー．将来はジェネラルをやるんだけど，先にちょっと専門を持っていたほうがいいでしょうかというような．若い人でこれが結構いるんですよ．将来は総合診療とか家庭医をやりたいんだけど，最初は内科で何とかやっていたほうがいいでしょうかみたいな，最初に安心，Qに書いてある「気持ちに余裕が持てる」という戦略です．

徳田　基本的に私はそれは勧めていませんね．ストラテジーとしては．

藤沼　僕もそう思うのです．

徳田　それはリスクが高いと思います．

藤沼　その辺はどんな感じのリスクがあり得ますか．

徳田　そこで，もうずたずたにされる．Hidden curriculum が多いです．

藤沼　ジェネラル志向を維持するのが大変ですね．

徳田　大変です．異質な世界ですね．人にもよりますが，かなり厳しいですよね．その環境というのは．

藤沼　隠れキリシタンみたいになってしまうのじゃないですか．例えば「徳田先生の写真を踏んでみろ」みたいな．「お前まさかジェネラル志向じゃないだろうな」みたいな（笑）．
　僕は循環器でばりばりのインターベンショニストで家庭医になりたいという人を3年以上教えていたのですが，まあ，転向組なんですけど，

インターベンションのスタイルが身について身体化されているのです．なかなか Transform するのが難しかったです．

徳田 抜けきれないです．特にそういうスタイルは最初の頃に身につきます．

藤沼 「とりあえず命に別状ありませんが」と必ず言うのですが，それはそうだろうけど……．しゃべり方が「これからインターベンションやります」というように説明っぽいのです．男っぽいというか（笑）．診療自体をビデオで何回も振り返って「これじゃよくない」ということに自分で気がついたみたいです．unlearning＊というか．今は，非常に家庭医らしい家庭医になりました．

徳田 先生だから矯正できたと思いますが，普通は，そういう人は矯正できないです．先生だから unlearning の矯正ができたと思います．

藤沼 大変でしたね．隣で聞いていて，「いや，説明がちょっと場にそぐわないな」と．
　消化器内科をずっとやっていたという転向の人いらっしゃったのですが，ピロリ菌の除菌目的の患者さんとかが来ると嬉しくてしょうがない．やたら詳しく説明するのです．そこはしっかりしているのですが，それ以外のところはガクッとレベルが落ちる感じでした．本人はピロリ菌の説明のほうに自信を持っているから，ほかのところが多少できなくてもいいやという感じになって，これがなかなか治らないのです．ジェネラルに転向するのは意外にそう単純じゃないんだということなんですよね．

＊アンラーニング（unlearning）
　既得の知識・習慣を捨てること．環境変化の激しい現代社会を生き抜くために，過去の経験にとらわれないよう，意識的に学習知識を捨て去ること．

■ プロフェッショナリズムの習得には卒後数年が大事

徳田 プロフェッショナリズムの習得ということですが，プロフェッショナリズムは卒後数年が大事と思います．例えば「救急車を断る」というのがあるのですが，沖縄では救急車を断るのは絶対にありえないです．どの病院もそういうカルチャーです．ところがある県に行くと当たり前のように断る．これは最初の5年ぐらいのプロフェッショナリズムというか，この困っている患者さんを助けてあげるとか，協力をして医療チームとしてリーダーシップを発揮する，うまく医療のチームの組織をまとめるとかいう観点が軽視されている．そういう癖がつくとそれがすぐ出てくる．

藤沼 そこはポイントかもしれない．逃げないというか．

徳田 最初にそういう癖がつくと，どうしても自分たちの守備範囲を限定してしまいます．コンセプトが最初から exclusion（除外ないし限定する）というコンセプトなのです．救急室とか初診外来で我々が最初に診て，心不全か COPD かはっきり区別できない，両方ありそうだよ，というので呼んだ時に，降りてきて，まず言うのが「これはうちじゃありません」です．最初の5年間であの癖がつくとずっとこれが抜けられない．

藤沼 確かに，スペシャリストの判定としては，うちの科かどうかを診るというのが重要ですから．

徳田 「うちじゃない」と言い放って，そのまま立ち去る．患者は残される．

藤沼 それはいままでの話と，全部つながるかもしれないですね．

徳田 最初の頃というのは重要です．ある循環器のドクターが言っていた話があります．弁置換後の患者さんをフォローしていたのが，いつの間にかアルコール性肝硬変を合併して肝性脳症になった．その患者さんが入院になったときに，外来主治医だからという理由でその循環器のドクターが入院担当となりました．コンサルトを受けた消化器のドクターは，ラクチュロースを投与するだけなので，消化器が入院担当をする必要はないとのコメントでした．しかしその後，医局会みたいなところで，循環器のドクターが「自分が外来主治医だから診ていますが，なんで俺が診ないといけないのか」ということをみんなに言ったのです．そのように，自分の守備範囲以外と思われる患者さんを診ることに，相当拒否反応を示しますね．

藤沼 これは重要な指摘だと思います．確かにそれは専門分化の弊害でプロフェッショナリズムの減衰ということですよね．Exclusive な医療．

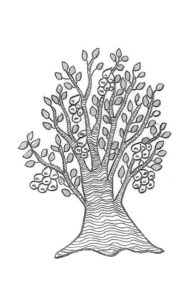

プロフェッショナリズムの習得には卒後数年が大事

徳田 そうです．自分で普段から10何年もずっと診ている弁置換後の患者さんであるにも関わらずです．単にラクチュロースをあげるだけなんです．何か治療介入をする，消化器内科的治療を行うのだったら別なんですけど．

藤沼 ラクチュロースを飲んで便をちゃんと出しましょうみたいな．

徳田 それだけの話なんですけど，ものすごいそれに対して怒りを感じている．

藤沼 これたいへんおもしろい．というか本質的な話ですね．確かにとりあえず，ちゃんと自分でやろうというのがプロフェッショナリズムの根本かもしれない．

徳田 ですよね．自分が普段診ている人たちの健康問題に対して，助けてあげたいという基本的な医師としての役割です．

藤沼 僕は実はすごいヘタレなのですぐ逃げたくなるんですけど（笑），いつも立ち返る言葉があって，医者2年目の時になぜか外科医が1人しかいない病院で研修をやっていた時のことです．4ヵ月ずっと外科助手をやっていたのですけど，で，膵頭十二指腸切除（pancreaticoduodenectomy; PD）は長時間かかるのですが，確か朝の8時ぐらいから夜の8時までかかりました．僕はヘロヘロで，「いやー，終わった．終わった」って言って医局でビールを飲んでいたら，「先生外来にアッペの人いるみたいですけど」，「えっ！」みたいな感じで，「断りますか」と言ったら，その先生は，「ここで逃げると一生逃げるから」と言われたんです．

徳田 それはいいですね．

藤沼 「一生逃げるようになるから，こういうときに逃げるわけにいかないんだよ」と言ったのをいまだに覚えています．その先生から習ったことは，それしかないっていうくらい覚えている．プロフェッショナリズムというのは，そのくらい単純なものじゃないかなあ．

徳田 そうですね．そういうところがありますね．

藤沼 確かに各科全部がexclusiveタイプとすると，プライマリ・ケア側からみると，コラボレーションは難しくなるなあ（笑）．とりあえず対応するっていうか，inclusiveなのは救急外来以外ないですね．でも，救外だって施設によってはルールアウトしてエクスクルードするだけのところも多いから，必ずしも救急外来でそれを全部保証できるわけじゃないし，逆にほかがexclusiveの文化だったら，内部的には救外というのは特殊なところで，むしろ卑下するっていうか，やりたくない仕事になって，あんなの全然やる気ないよ，みたいになる可能性がありますよね．

徳田 そうですね．まさに．ジェネラルワードにジェネラルグループが中心となってあれば，救急外来も安心してどんどん入院させることができる．

藤沼 そうなんですよ．私の診療所の近くに地域医療振興協会の拠点病院の1つである東京北医療センターがあって，そこに日本でEBMを牽引されている南郷栄秀先生が所属されている総合診療科があります．で，地域のプライマリケア担当としてはそこと組むのが一番やりやすいです．診断未確定の症例も受けていただきたいことも，それなりにありますし．

徳田 発熱精査とかですね．

藤沼 例えば，他の病院だと，もう，ちょっとこれ検査している余裕ないしとりあえず入院させようと思って電話しますと，「発熱の原因は何ですか？」とか聞かれる．「いや，呼吸器かもしれませんし，もしかしたら外科系の疾患かもしれません」みたいな感じの受け答えになり，「こちらで検査できないもんで，すみません」みたいな話になってしまうこともあります．地域の施設間連携としても総合診療，ジェネラルにみていただける病院の部門がすごく重要なんです．もっというと，今後は，それがないと地域の先生たちとの連携が上手くいかなくなります．単に病診連携室つくっても，総合診療科がないとだめだと思います，これからは．そうするとやっぱり大学病院の生き残りとか，大病院の生き残りというか，そういうことのキーワードになりますね，病院のジェネラル部門が．

徳田 大病院でもそういうニーズがあるということに気づいた病院も結構増えていて，そういう総合系グループをつくりたいと．地域の医師会は，結構発言権が強いですよね．

■ ジェネラルに診るという部門が卒前卒後を通じて存在しないと，プロフェッショナリズムが育たない

藤沼 超高齢社会になると従来型の単一疾患の専門治療やってくださいというのは減ってくると思います．multimorbidity が中心の医療現場になる．すでに開業医の先生も，キレイに専門科に紹介できる患者がいなくなっているというふうに思っていると思いますよ．

　いずれにしても，ジェネラルに診るという部門，外来でも病棟でも救急でも，そういったところが卒前卒後を通じて存在しないと，プロフェッショナリズムが育たないというのはたいへんおもしろいですね．この論点はこれまであまり言われてないと思います．

徳田 日本では確かにないですね．

藤沼 あまりそこは言われてないので，おそらくこれを全面に出すと相当に説得力がある．

徳田 そうですね．じゃこの本のサブタイトルというか，この本のメッセージ性はそこをかなり中心において出しますか．今まであまり言われてないですね．

藤沼 コアですね，確かに．

徳田 ある病院の研修医オリエンテーションでのプロフェッショナリズムのレクチャーでは，最初のスライドが『プロの殺し屋』でした．

藤沼 プロフェッショナリズムと『プロの殺し屋』，タイトルからは面白そうです（笑）．

徳田 プロとしての仕事を徹底的に実行するという意味ではよいのですが・・・．

藤沼 それはびっくり．それは頑固一徹職人の話ですねえ．

徳田 医師のプロフェッショナリズムと殺し屋のプロフェッショナリズムを混同しているわけです．

藤沼 ロンリーウルフじゃないけど，外科の先生は自分の力が自分のものというのがすごく大きいですから．

徳田 確かにそのドクターが言っている意図も分かります．ただ最初のオリエンテーションで言うようなものではないのではないか．

藤沼 ちょっとブラックな話だなあ（笑）．

対話篇

**Dr. 藤沼　vs　Dr. 徳田の
「ジェネラリスト教育原論」**

3．ジェネラリストとその役割

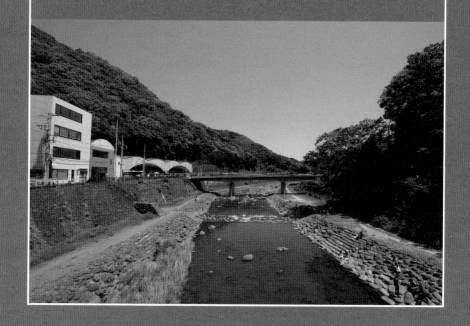

③ジェネラリストとその役割

(ジェネラリスト教育コンソーシアム協力の諸先生13人からから寄せられた論点)

Q1: 診療所・中小病院・大病院でそれぞれ求められるジェネラリストの役割と違いについて論じてください.

Q2: Generalist(筆者のかかわっている分野であれば,総合内科病棟医,救急医)の,不全感・アイデンティティーが十分でないことが,若い人材が入ってきにくい最大の要因であると思っています.総合内科病棟医の役割,救急医の役割(言い換えると,必要不可欠な一つの専門分野である)という市民権を得てゆくにはどうしたらよいでしょうか.

Q3: スペシャリストとの関係はどうなってゆくでしょうか?

Q4: generalist の役割は都会〜田舎,大病院〜診療所でそれぞれ異なってくると思いますが,どのフィールドでも共通の基盤となってくる役割があるとすればどのようなものでしょうか?

Q5: 小児,高齢者,皮膚科,整形外科,救急など地域にもよると思いますが,どこまで何をやるべきかの線引きが,総合診療専門医の誕生で明白になるのでしょうか?

Q6: Generalist がまだ充分に定着していない日本の医療においては,Generalist 自身が集団的に役割を見出し,開拓していくべきだと思います.一方,総数としてまだまだ不十分な Generalist 集団は,ガバナンスも不十分ですし,教育や研究といった分野も地道に押し広げていかなくてはなりません.目の前の患者ケアに邁進することも重要だとは思いますが,それだけに埋没してしまっても何か足りないように感じます.そういった背景の中,Generalist たちはどこに軸足を置いて,何をマイルストーンにして活動していくべきでしょうか?

Q7:今後人工知能やディープラーニングなどの発達に伴い，診断学という分野に対する Generalist の役割はどのように変わるでしょうか？

Q8:ジェネラリストの役割は，大学病院，地域中核病院（市民病院，県立病院など）と離島・僻地病院とはニーズが異なる気がしますが，如何でしょうか？都会型（都市型）ジェネラリストと離島・僻地型ジェネラリストは臨床研究面でも若干異なると思いますが如何でしょうか？特に僻地中核病院には総合診療の専門医としての配置が求められる．総合診療専門医を一人配置することでその周囲にあるクリニックの総合医たちとの連携ができ臨床教育指導ができる体制が整えられる．そのことは国としても地域医療を担う総合診療医やジェネラリストの活躍により High-lebel の住民のための一般医療が展開される．また健康教育などを通した健康予防に対する啓蒙活動などが行われ地域医療活性が起こる．専門医の配置なくしては地域医療の活性化は達成できないし，そのことは日本の地域医療の進展が望めない．他，離島中核病院のジェネラリストは救急医療の習得を求められているし，病院総合医的な役割も求められている一方，外来診療や在宅医療の役割も強く求められている．

Q9:Generalist が増えることで，医療・社会にどのような影響があると考えられるか？

Q10:Generalist が増えることで，医療の質は向上するか？患者の幸福度は上がるか？

Q11:Generalist が活躍するフィールドは？

Q12:従来の臓器別専門医が開業した医師と新制度や学会のトレーニングを経て総合診療専門医になった医師の活躍の場はどのように異なるでしょうか？

Q13:スペシャリストとの関係はどうなってゆくでしょうか？

■ Integration 型総合グループもヒントになる

藤沼 僕は「スペシャリストが成功するためにも，我々と組んだほうが得だよ」という状況をつくるのが大事だと思うんですよ．

徳田 それは大事ですね．

藤沼 大学も同様で，「彼らがいると自分たちは成功できる」というストラテジーが，すごく大事です．

徳田 そうです．

藤沼 そういう役割を果たしたほうがいい．

徳田 コラボレーションですね．

藤沼 そうです．この人たちのために何ができるかを考えたほうが，むしろいいかもしれないですね．

徳田 例えば，千葉のA病院で総合診療，総合内科を実践しているグループ．内科が人手不足で危機的状況になり，内科各科で一人医長みたいなグループがたくさんできた時に，その人たちを取り込んで総合内科グループを新たにつくっている．そのメリットを享受しています．内科各科の医師がフォローしている患者さんを入院させる時は総合グループに入れれば，総合グループのレジデントが適切にやってくれる．ちょっとしたアドバイスだけで，がんのchemotherapyなども，ある程度プロトコルを渡せば指示通りにきちんとやってくれる．一人医長でも学会にも安心して行けるし，休みもとれる．このようなメリットがあるということを理解して，それでどんどん病院内で総合グループを拡大していった．医師不足で苦しんでいるような地域だと，そういうのがうまくできます．私はこれを「integration型総合グループ」と呼んでいます．

■ 医師不足と言われているけど，本質はジェネラリスト不足

藤沼 医師不足に関連して，今の話とほぼ重複することなのですが，僕は前に北海道のある大学のFDに呼ばれてレクチャーとワークショップをやりに行ったことがあるのです．その時にその大学の関連病院の先生方がたくさんいらしていたのですが，彼らと話して面白かったのは，その大学のストラテジーというのはどんなに田舎の病院に行っても循環器内科，呼吸器内科，消化器内科，腹部外科，整形外科，これがあればいいんだと．専門医をたくさん養成してこの組み合わせで配置すれば北海道の地域医療問題はすべては解決すると考えていたとのことでした．だから大学はとにかく専門医を養成する．その専門医を組み合わせて病院に配置するという方針だったそうです．

ところが，地域の中小病院ですと大体一人医長じゃないですか．医学の進歩とともに1人でできないことが増えてきます．例えば肺がんの診断と治療をやるのは一人では無理なので，そうするとあの拠点病院には呼吸器が2人いると，そこに患者さんを送らざるを得なくなると．

徳田 人数が多い所に．

藤沼 多いといったって2人ですよ．

徳田 1人の所はできないから．

藤沼 だけど，2人です．そうすると，労働過多でこれはたまらんという話になりますよね．

徳田 そこに集中しますから．

藤沼 そうするとうちで一緒にやっていてくれないかというので，その地域病院から呼吸器科医が1人抜ける．すると拠点病院は3人になる．

で地域病院では呼吸器がいなくなった，大変だ，でももう大学からは派遣できないという話になる．でも地域病院で呼吸科医が一人でやっている業務は胸部レントゲンとCTの読影と，あと外来でCOPDの管理とか肺炎の治療とか，そういうことが中心にならざるをえなくなるんだそうです．それをほかの科ではまったくカバーできないわけです．循環器と消化器と整形と外科ですから．

徳田　その間の隙間部分のケアができない．

藤沼　呼吸器1人でやれることは地域の病院ではかなり限られるんだけど，それでも他科ではカバーはできないという話になる．だからこの戦略は基本的に失敗だったと，彼らは言っていました．人がいなくなってもそこは一定カバーできるスキルの人，むしろジェネラルの人が複数いたほうが全然いいのではないかという話になる．だから医師不足は実はいろいろあって，専門医不足だとよく言うのですが，専門医がやっている仕事は，それ本当に専門医の仕事なんですか？と言いたくなるような状況も地域によってはある．自分で侵襲的な検査は1人では怖くてできないですよね．

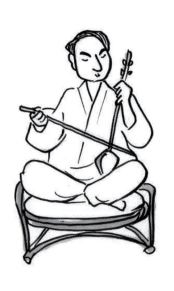

医師不足と言われているけど，実態はジェネラリスト不足

徳田 1人じゃ大変です．

藤沼 この医療安全が重視される時代には，無理ですよね．そういう点では，医師不足と言われているけど，実態はジェネラリスト不足なんじゃないですかという気もします．

徳田 最近の海外では，telehealth と telemedicine がかなりの加速度で広まっています．ある国の地域の中小病院では，スペシャリストがいません．すべてジェネラリストです．必要時に ICT（Information and Communication Technology）でスペシャリストにコンサルトをするのです．原因不明の皮膚病変は皮膚画像をリモートで皮膚科医に送ります．画像の読影は放射線科医に送ります．手技についても，ジェネラリストがゴーグルカメラで視野画像を同時転送し，リアルタイムでスペシャリストからフィードバックを受けます．ある程度基本的なベースがある守備範囲の広い人を配置しておけば，中核病院にスペシャリストをプールしておいて，そこからアドバイスをもらう．

藤沼 集約化ですね．

徳田 tele-ICU なんかもそのうちの1つです．米国などでは，集中治療医が各病院にいないので，インテンシブケアができる人をどこかのハブ病院に置いておいておきます．個々の病院では，ホスピタリスト医師たちが集中治療患者を診ていますが，臨床データを tele-ICU に送って，集中治療医からアドバイスをもらいながらチーム医療として診る．病院に総合系のドクターがいれば，その病院は持ちこたえられる．

藤沼 その辺りは地方大学というか，地方だとジェネラリストの配置が経営上のキーだという感じですか．

徳田 地方だとジェネラリストの配置が経営上のキーです．病院総合系医師にはすごいデマンドがあります．しかし，サプライが少ない．大学病院で養成しているところは少ないですね．大学病院本院では養成も困難ですので，水戸のような市中病院を教育病院にして養成すればいいのですが．

藤沼 僕は，大学の組織と大学病院の院長はまたちょっと違うかなと思っています．医学部の運営と病院の運営はちょっと違うじゃないですか．

徳田 医学部長と病院長，ちょっと違いますね．

藤沼 病院長は経営や地域連携をやらないと生きていけないので，紹介率もものすごく気にするし，大学病院自体は結構アプローチできるのかなと思っています．

徳田 そうですね．病院長はおそらくそういう危機感を持っていると思います．ただ国立大学の場合は各講座の独立意識が強いですね．

藤沼 講座の縦割り．診療も含めて．

徳田 だけど先生がおっしゃった，総合診療Ⅱという，病棟も持てるような病院がどんどん増えると，そのメリットが理解されてくると思います．このメリットが理解され，合併して総合病棟を作って良かったといわれます．実際組んでみて，スペシャリスト医師が喜んでいるのです．

藤沼 すごくいいですね．スペシャリストの先生方への利益というか，rewardにつながるっていいですね．

徳田 スペシャリスト医師が総合系医師と組んで助かった．

スペシャリスト医師が総合系医師と組んで助かった

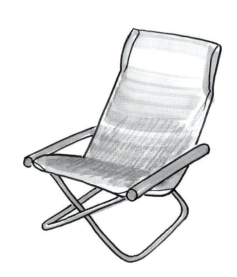

藤沼 生き返った（笑）.

徳田 ほかのスペシャリストは助けようがないんですね．総合系医師はスペシャリスト医師を助けることができる．

藤沼 確かにそうですね．産婦人科なんかでも，あまりおおっぴらにではないですけれども，実はそう言われています．

徳田 やっている所はありますよね．正常妊娠分娩．

藤沼 やっていますね．結構やっているところがありますよ．そこでは分娩にかかわるステイクホルダー全員がそのスタイルを良しとしているんです．

Q：小児，高齢者，皮膚科，整形外科，救急など地域にもよると思いますが，どこまで何をやるべきかの線引きが，総合診療専門医の誕生で明白になるのでしょうか？

徳田 この論点を見ると，おそらくこれを書いた人たちがいろいろ悩んでいるのは，線を引きたいというか，どこまでやるべきかというのが多いのですが，その辺先生としてはどうですか．

藤沼 ジェネラリストというのは，あんまり対象と手技で定義しないです．

徳田 ですよね．

藤沼 それが基本なので線が引けないのです．

徳田 線，引けないですよね．

藤沼 線が引けないので，状況に応じて場所に応じて変化していくみたいな感じです．

徳田 ですよね．

藤沼 「じゃ，ここまではやりましょうか」という線は引けません．例えば地域に行って大腸内視鏡までとてもできないという診療所の家庭医もいますが，そこは別に線引きの問題ではないというか，あまり線を引いて考えない．

徳田 ニーズがあれば対応するという．

藤沼 そうですね．あと，ニーズというのも不思議なもので，ニーズというのはごろっとそこにあるものじゃないと思っていて，医者や製薬メーカーが誘発している部分もあるのですよ．だから爪に白いものが見えたら専門医に走れとかっていう TV コマーシャルもそうなんだけど，実は地域住民自身が医療ニーズを根本的に捉え直さなくてはいけなくて，単純に内視鏡をやってくださいと住民がいっているから，そこの医者が内視鏡ができることは必要という問題じゃなかったりする．そこをちゃんと分析したほうがいいですよね．

徳田 そうですね．地域ベースでね．

藤沼 ええ．ニーズも含めて分析して，本来やるべきことに関してちゃんと対応していくということだと思います．

徳田 どこかの国では，地域で医療費を決めて，その地域の医療費の使い方を自分たちで考えなさいという制度を導入しているところもありますね．例えば，病院が嫌いで未受診で最終的には重症化して救急搬送で受診というパターンがあります．そういう人たちに対しては，病院の中で医師が待っていても受診しません．未治療の糖尿病で慢性腎不全になっている人がずっと病院に来ないでいる．そのような患者さんの重症化予防は大切です．つらい思いをするのは患者さんです．莫大な医療費もかかります．

藤沼 そういう欠けた部分で本当に必要なことをやれていないという，under treatment になっているところをきちんとカバーするということですよね．

徳田 両極端の集団がいます．ある集団は過剰医療も含む人間ドック的なものをがんがん受けている．一方ではまったく未受診で症状があっても放置している．これは，社会経済的背景とヘルス・ビリーフの違いが関連して，医療サービスのヘテロな利用状況となっています．まず，経済的貧困は自己負担割合が増えると受診抑制になります．ヘルス・ビリーフにはヘルス・ローカス・オブ・コントロールという概念があります．ヘルス・ローカス・オブ・コントロールは病気になる原因やその予後をどこに求めるかを考える個人差に注目するものです．例えば，病気や怪我はすべて霊的な要因で起こると信じている人は病院には行きたがりません．このような社会的背景を把握した総合系医師が地域医療でリーダーになれます．

■ 専門分化の弊害として，「ニーズのゆがみ」

藤沼 おそらく専門分化の弊害として，「ニーズのゆがみ」と僕は言っているのですが，「本当はいらないでしょう」というのが結構医療ニーズと称してたくさん来院したりする．PSAが6ぐらいなんですけどという人が，大量に泌尿器科に訪れたりするわけです．

徳田 疾患定義の変更や予備群への介入ですね．medicalization です．これは世界でもみられます．

藤沼 そこは同時に捉えていかないと，今あるニーズはちょっとゆがんでいるので，適切じゃないニーズをきちっとよりわけながら，本当に必要なことにちゃんと対応していくのがジェネラリストらしいと思います．

徳田 そうですね．そこは重要ですね．

藤沼 内視鏡をがんがんやっていた先生が病気で倒れたから代わりにやってくださいと言われて，対応してみると「この人内視鏡,必要なのか」という人までやっていたりするんですよね．内視鏡の件数を誇っている先生もいたりするので，それをカバーしなさいというのは違うでしょというふうに言う．

徳田 ニーズのゆがみ（笑）．

藤沼 ニーズに合わせてというのもちょっと使いづらいところがあって，真のニーズと言いたい．

徳田 evidence based needs.

藤沼 evidence based ですね．

徳田 エビデンスのないニーズを誘発しているところがありますね．エビデンスのない medicalization は有害事象とコストを確実に増やします．

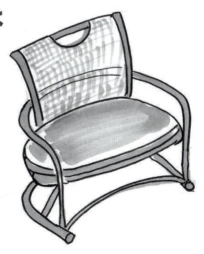

エビデンスのない medicalization は有害事象とコストを確実に増やします

藤沼 それはすごく感じるので,単純に何でも言われたことをやりなさいということではないことを強調しておきたいです.

徳田 確かにそうですね.例えば,病院があることで医療費が増えている,しかし地域全体の健康アウトカムはむしろよくなっていない,などです.北海道にもそういう所がどこかありましたよね.

藤沼 夕張です.

徳田 夕張でした.病院がなくなった.だけど地域の健康アウトカムはよくなった.その病院は一体何をやっていたんだ,といわれています.

藤沼 地域医療の研究にずっと携わっていた先生がおっしゃっていたのだけど,実はある県のデータ解析では,市町村ごとの人口当たりの医師数とそこの住民の標準化死亡には相関がないそうです.また県ごとにみると,80歳以上の方の平均余命と人口あたりの医師数も相関ないそうです.ただ,このことは様々な言説にはあまりあらわれないそうです,医療政策上の方針が全部ひっくり返っちゃう危険があるので.

徳田 出せないって?

藤沼 実際には,医者がいないと本当にバタバタ死んでしまうのですかと,僕は質問したのですけど.

徳田 そうじゃないですよと?

藤沼 そうじゃないですよとおっしゃってました.むしろ,本当の健康ニーズとか,そういう点ではシステム設計がかなり重要なところがありますね.

徳田　それは重要な視点ですよね．海外でも面白い研究がありました．全米規模の大きな循環器病学会が開かれている期間中，全米の病院での心不全や急性心筋梗塞による死亡率が下がっていた，と言うものです．日本における同様な研究では，心不全や急性心筋梗塞による死亡率は下がっていなかったということでした．この日本の研究の考察では，学会に参加していなかった循環器のドクターがきちんと仕事をしていたというふうに考察がされていました．しかし，病院の総合系の医師の役割もあったのではないでしょうか．

　また，イスラエルでの研究では，医師のストライキ期間中では，国全体の死亡率が下がったとのことです．イスラエルでもストライキでは救急医療は提供していたと言うことでした．つまり，救急医療を提供しておけば，国民の死亡率は医師のストライキによっても上がらないのです．

■ ジェネラリストとは健康の建築家

藤沼　前にも話にでた John W. Saultz 教授とオレゴンに行った時に実際お話しする機会があったんですけど，彼に family medicine って結局なんなんですか，家庭医たちはいったい何をやる人なんですかと聞いたら，家庭医あるいはジェネラリストとは personal continuity，継続性をもってかかりつけ医になることが一つ．

徳田　continuity of care ね．

藤沼　そうです，その担い手だということが一つ．もう一つは health system architect だと言うんです．health system というのは，ポリシーだけでなく部門のシステムもそうですけど，それの建築家だと．そういう発想を持っているのはジェネラリストだけだ．その点はさっきのニーズの話はそれに近いですよね．health system architect という部分．

徳田 そうですね．ニーズもシステムですからね．

藤沼 よく言われる「ニーズ主義」というのは，僕はあんまり好きじゃなくて，カッコ付きニーズですね．

徳田 ニーズを評価する．ニーズを評価して限られた resource を allocation するということですね．

藤沼 病院で総合診療をやっている人たちも絶対に地域の health care needs とか health needs が何で，over diagnosis がどこにあって，under treatment の人たちがどこにいるか，そういうことをつかむのがすごく重要だと思います．

徳田 病院に来ていない人たちが一体どうなっているのか．症状があっても放置し続けて最後，救急に搬送されて，ICU に入って，膨大な医療費がそこで消費される．このような重症化のパターンですごい医療費が消費されています．

藤沼 西村周三先生が出してきた一人頭の医療費が一番高いのは 100 歳以上だった*という（笑）．あれはもう仰天しましたけどね．どういうこと？ みたいな．ホントにこれ「ニーズですか」と言いたくなる．「これ，ニーズじゃないでしょ」と思いますけど．

徳田 担当医が患者さんと共に advance directive をきちんと確認していないことも一因と思います．患者さんや家族も望んでいない介入をどんどんやっているのであれば，消費ですね．真のかかりつけ医の不在も要因ですね．

*年齢階層別の 1 人当たり医療費（2011 年度）
　西村周三．大都市の医療・介護・福祉を省察する―医療経済の視点から，藤沼康樹編．大都市の総合診療，尾島医学教育研究所，2015，p38,Box 13 の図

ジェネラリストとは健康の建築家

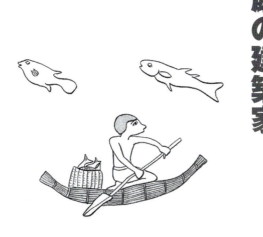

藤沼 resource の消尽みたいです.本人も幸せじゃないような気がするんですけど.

徳田 スペシャリスト的なロジックでは health system という視点は持ちにくいですよね.

藤沼 それは痛感します.

徳田 むしろ誘発するロジックになります.

藤沼 ニーズを誘発するというか.新たにこういう病気が出ましたとか,新たにこういう検査で分かるようになりましたというのを,とにかく出してくるのは大体そういう人たちなので.それはニーズなのか?

徳田 医療経済学の用語に,specialist-induced demand というのがあります.ある地域で,あるサブスペシャリストが多い所では,そのサブスペシャリストの検査と治療のデマンドが増える,という現象です.

藤沼 PSA スクリーニングに関してはいろいろ論点がありますけど，厚労省が出したものと泌尿器科学会が出したものが，まったく違うじゃないですか．先生，あの辺は？

徳田 アメリカもそうなんですよ．アメリカも USPSTF（US Preventive Services Task Force）という政府委員会の推奨では recommend しないとなっているのですが，アメリカの泌尿器科学会は今でも recommend しているんです．ここでも specialist-induced demand がありますね．

藤沼 「100 人やって 99 人無駄でも，1 人いいことがあればいいじゃん」みたいな感じ？

徳田 私が思うのは彼らも悪気があってそうやっているのではなく，結構信じてやっていると思う．その病気で死亡した患者さんたちをたくさん診ていたら，少しでもいいからなんとなして数を減らしたい．1 人のがん死亡を減らすのに number needed to screen (NNS) が数千人規模でもいい．そういう気持ちになっていると思います．これにはバイアスも絡んできます．

　自分たちは本当にいい医療をやっているのだ，という気持ちがあります．例えば，安定狭心症の人にルーチンに心カテをやって PCI をやっている循環器科は多数あります．それが実は今のガイドラインでは recommend されていない．ですが，それを一生懸命やっている人からすると，自分はこの地域で心臓の悪い人たちに管を通してやってあげているのだという固い信念があります．

藤沼 仲のいい友人が泌尿器科にいるんですけど，PSA の話題になると表情が変わるんです．確かに表情の変わり方がいけないことにふれてしまったような感じになる．

徳田 その人の前で否定的なことは言えないでしょう．

藤沼 言えない，言えない．だから言っちゃいけないと思うわけです．議論ができない雰囲気があります．

徳田 でもそういう医師たちはエビデンスに基づいた systematic review を読んでないし，そういう情報が入ってきてないし，入手していないし，無視しています．

藤沼 その辺はだから例えば米国だと，杉本俊郎先生（東近江総合病院）が，ACP が CKD のガイドラインを出した翌日に，それに対抗して米国腎臓病学会から，「インチキが出たから注意しろ」というメールが来たっておっしゃっていましたけど（笑）．確かに論点は論点としてフラットに議論したいですよね，やっぱり．

■ resource をどう有効活用するか，はジェネラリストの役割だ

徳田 そういう意味ではジェネラリストの役割の中には，先生がおっしゃるように health system．そういう resource をどう有効活用するかということを入れてほしい．

藤沼 ぜひ入れたいのです．そういう点で今構想されている専門医制度の中に地域を診る医者にも必要です．それは病院の総合医の先生も同じですね．

徳田 本当のニーズに応えるためですね．

藤沼 health policy だとか，さっきの評価というのは，ある意味疫学的なスキルが必要になってくると思いますけど，そういうのは総合診療医の教育では大事ですね．特に専門研修なんかでは大事だと思いますが，その辺の学びやすさの環境はどうされていますか．

徳田 大学医学部ではほとんど教えていません．School of Public Health が少ないですね．

藤沼 向こうの public health ですね．日本の公衆衛生は歴史的には中毒学由来とききました．

徳田 もともと公害とか．

藤沼 ちょっと違うという話ですね．臨床疫学とか，もうちょっとなんとかなってほしいと思うのですけど．

徳田 そこが弱いですよね．新しい専門医制度ができて，試験にそういうのも出ると勉強もしないといけない．

藤沼 出ると思いますね．この辺の指導者がいないという悩みをよく聞きますね．例えば研究というのが今回必ず入っているのですが，その辺をどうするか．

■ 研究はジェネラリストの集団化に役立つ

徳田 そうですね．その辺，研究もやりながら診療を進めていくのがいいですからね．専門研修のあとのキャリアにもつながります．

藤沼 ジェネラリストで若い人は，研究とか教育とかプラスアルファ的なところをちゃんと学べて，プロフェッショナルとして成長していけることがすごく重要だと思います．僕らのとこだと臨床疫学の松島雅人先生（慈恵医科大学）にいろいろ教わりながら，グループを組んで，今在宅患者さんのコーホート研究をやっています．

徳田 論文を読みこむような journal club や EBM workshop はよくやられていますが，研究をやって論文を書くという訓練を受けていない人が多いですね．コホート研究やケース・コントロール研究などは，簡単に出来ます．

藤沼 研究をやること自体たいへん勉強になりますし，生涯教育としても有効だと思いますね．やっているのは在宅患者の新規で依頼があった事例を全部コーホートにして，ひたすら追いかけているのです．800人ぐらいエントリーして．

徳田 臨床問題に対するエビデンスを探すことは Up ToDate や Cochrane, Pubmed を少し検索すればすぐにわかります．医学生でも出来ます．将来は AI がやってくれるでしょう．総合系の指導医としては，自分たちもエビデンスをつくっています，というくらいでないと，若い医師は集まらないと思います．

藤沼 それを実行する上ですごく必要だと思ったのが，最初のプロトコルのつくりをきちっとやらないと危ないということと，倫理委員会（IRB）ですね．倫理審査は独特の世界で，これはある種の作法ともいえるんですけど，在宅の患者さんに今度コホートをやりますよということをちゃんと説明することが基本中の基本です．

徳田 インフォームドコンセントですね．前向き研究では必須です．最近では，ケース・レポートでも必須となってきました．

藤沼 インフォームドコンセントをきちんとやるのは大学の指導がないとできなかったと思います．このあたりは，アカデミーの支援が絶対必要です．

徳田 なるほどね，確かに．あとは研究審査委員会の承認ですね．市中病院でも設置可能です．水戸ではほぼ毎月，何らかの研究申請を出していましたね．委員は病院職員だけでなく外部有識者も入れればよいのです．しかし，こういう手順は臨床研究のメンターがいないとできません．

藤沼 できないです．研究倫理に必要な要素を落とすと本当にアウトですよね．やってなかったりするとアウトなので，すごく重要だと思うのです．

　統計解析に関してはコホートでシンプルなデザインなので，そんなに複雑，特殊なことは，いらない．やるとすると在宅死の予測因子を出すための重回帰分析みたいなやつぐらいなのでそんなに難しくない．みんなが怖れている複雑な統計の理解ではなくて，大事なのは，デザインとIRBですね．あと一緒にやっている人たちのモチベーションを保つという，途中でエントリーがなくなるとアウトなので，いろいろ手を変え，品を変えいろんな取り組みをやっています．そういう現場ベースの研究は絶対総合診療領域では必要だと思うのです．

徳田 新薬の治験ではなく，医療従事者の臨床的疑問から行われる研究では患者さんのアウトカムに直結する研究結果が出せますね．

藤沼 みんなが悩んでいる誤嚥性肺炎とかに関してホントに有用なエビデンスを作るために，ジェネラル系の病棟が力を合わせれば，年間で1000人ぐらいのコホートをつくれる気がします．

徳田 大量にいますから．

藤沼 大量にいますから．ワーッと1年間追いかけるだけで，たとえば，胃ろうをいれる際に患者さんや家族に説明したい予後に関する数字は全部出てくるのではないかと思います．

徳田　やろうと思えば数は十分いますからね．

藤沼　だから，研究はすごくジェネラリストの集団化に結構いいなと思っていて，そういう点で何人か研究のリーダーをつくりたいですね．

■ リサーチメンターが求められる

徳田　この間，面白い論文がJGIMの雑誌に出ていました．アメリカのジェネラリストで，アカデミック・アクティビティをやっている人とそうでない人たちの背景を分析していたのです．アカデミック・アクティビティをやっている人たちは皆リサーチメンターがちゃんといました．そうでない人たちには，メンターがいない．これがもっとも強いファクターだという結果でした．このように，もっとも強い要因はメンタリングです．指導できる人たちが各地域や各病院にちゃんといて，若手を指導する．

藤沼　ただ，私達がお世話になっている，慈恵医科大学の臨床疫学部門みたいなところはそんなにないような気がします．

徳田　ないですね．

藤沼　ですから，県とか地域ごとにお金を出しあってインスティテュートみたいなのを作ればいいと思っています

徳田　私のいた東京のS病院にも臨床疫学センターがありました．最近，千葉のC病院もそれをつくったのです．データマネージャー担当の人を3人雇って，疫学の専門家を毎月呼んでレクチャーしています．各病院では，資金的や人的にも余裕がないことが多いですので，先生が言われるようなコンソーシアムというか，病院グループでそのような臨床研究センターを共同でシェアするとよいと思います．

藤沼 結構そういうのを求めている．大学病院の総合診療部自身求めていますから．

徳田 え？大学病院総診が求めている？ 自分たちがやるのが……．

藤沼 総合診療らしい臨床研究に関するリサーチメンターがいないんですよ．そう聞きました．それどうなんだ？ という話にもなっちゃうけど．大学院医学研究科に属さない大学総合診療部もまだありますし．

徳田 この間もある総合系の学会である理事から面白い提案がありました．地域の研究をやりたい若手を養成するための予算を学会で出すとか．

藤沼 あり得ますよね．単純に僕はシンプルに奨学金を出して，ちゃんと社会人大学院で Ph.D. を取らせるようなコースとかを，学会でうち出してもいいと思います．

徳田 学会でも出せるんじゃないですか．

藤沼 うちもやっと最近，グループで Ph.D. 取得者が 1 人いないと先行き研究グループとして独立できないと思ったので，2 人社会人大学院に行かせたのです．それでやっと 1 人こないだ博士論文が通りました．

徳田 それは素晴らしい．

藤沼 おそらく不可能ではないですね．そこは今後のジェネラリストの集団化の時にキーになるかなと思います．

徳田 しかもそういうリサーチはどんどんやっていかないと，臨床活動の重要ポイントが見えなくなります．さっきのニーズの話もそうですけど，真のニーズがどこにあるかとか，患者さんの背景分析とか，臨床予想

モデルの開発とかあるじゃないですか．それちゃんとリサーチして，エビデンスを出していかないと，プログラムとして競争に勝てないと思います．優れた総合系医師を養成できる施設はもう多数出揃いました．今後は差別化が重要です．

藤沼 結構展望があると思いますね．リサーチグループを各地に設立するというか，できてくると総合診療の風景がすごく変わってくると思います．

徳田 そこに IRB 的な機能を持たせてやると前進します．

藤沼 IRB は必須です．

徳田 例えばデータマネージャー的なアドバイザーもいるといいですね．データベースの作りかたなどを教わりたいという若手医師は多数います．

藤沼 ちゃんと補完してくれるところがあって，サーバーがあってということですね．

徳田 海外では市中病院にも専属に雇用されたバイオスタティスティシャン (biostatistician) もいます．生物統計学者です．ボストンの Brigham & Women's Hospital などには，何人もいます．

藤沼 電子カルテをそういう形で使っています．聖路加国際病院はクオリティ・インディケーター（QI）を出していますね．

徳田 QI は電算に専属の部門があって，そこが出しています．基本的には記述的な統計なのであまり複雑なものではないのですが，地域の病院でそういうのがどんどん広がってくれるといいですね．地域からみてその病院の魅力にもなります．

Q：Generalist（筆者のかかわっている分野であれば，病院総合医，救急医）の，不全感・アイデンティティーが十分でないことが，若い人材が入りにくい最大の要因であると思っています．総合内科病棟医の役割，救急医の役割（言い換えると，必要不可欠な一つの専門分野である）という市民権を得てゆくにはどうしたらよいでしょうか．

■ 患者さんからの市民権は，実は何とかなる

徳田 アイデンティティーの確立は若い人の将来のステップとモチベーションの向上につながります．しかしながら，不全感とアイデンティティークライシスをきたしている医師はいます．

藤沼 これは若い人かな．正直，僕とか30年やっていると同じことばっかりだと飽きますよね（笑）．30年やっていると，毎日ワクワクドキドキとかはないので，やっぱりいつも新しいことは必要です．そういう点で研究・教育は僕にとっては非常に重要なんです．

徳田 ジェネラリストというのは，そういうことがあるのが面白いんです．

藤沼 そうなんです．ジェネラリストにとっては，教育なんかは，普段の診療とぜんぜん違うことをやるっていう感覚はないですよね．まあ，心臓外科をやっている人が，医学教育が専門で研究していますと言われると，何となく二重人格みたいな感じがあるじゃないですか（笑）．だけどジェネラルはその辺はホモロジー（相同性）があるのでそんなに矛盾がないというのがあります．

徳田 そうですね．不全感とアイデンティティークライシスをきたしている医師からの質問があります．市民権を得ていくにはどうしたらいいのか？若い人材が入りにくい最大の要因は何でしょう．そこは都会の大病院ですかね．

藤沼 そうかもしれないですけどね．市民権がないってどういうことだろう？例えば患者が1人も来ないとかだと分かりますけど．「誰も来ないんだけど」というのだったら問題だけど．一つは患者が来て飯が食えるということが重要です．

徳田 患者がいないと医療にならない．

藤沼 患者さんがちゃんときてくれて，ちゃんとご飯食べられるのだったらいいじゃんという感じですけど，僕は，ほかの医者からの市民権に関しては複雑なストラテジーが必要なのです．テクニカルなことがいろいろあって，それはそれですごく重要なんだけど，患者さんからの市民権は実は何とかなる．患者さんじゃない，ぜんぜん知らない一般の人には説明しにくいかもしれないけど，かかっている人は，「私が家庭医療科だとか，総合診療科だからかかっています」ということはないんですよね．「あ，ちゃんと診てくれる」とか．

> 患者さんからの市民権は，実は何とかなる．

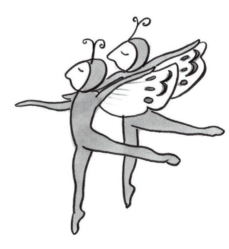

徳田 患者さんからすると医師個人，普通「あの先生は」という感じになりますね．

藤沼 大体かかっているうちに，「ああ，何でも相談していいんですね」という話になっていくので，personal continuity というか，対人関係の継続性とか，人づてに家族がみんなかかったり，人づてに紹介で来たりとかということで段々増えてくるという王道のやり方ですよね．

　たとえば，まあ面白いんだけど，ある診療所で来院患者さんを増やしたいという時に，今度○○大学の肝臓内科の△△准教授が週1回外来をやりますと，それを売りにしようとしたりするんです．これ，経営コンサルタントが言うんです．

徳田 で，そこはそれを受けたんですか．

藤沼 それを受ける所があるわけです．別にだからといって患者は来ないです．

徳田 来ないでしょ．

藤沼 簡単にいうと，患者さんが実際にかかってみて，その先生がいい先生だと思ったら通うようになるんですよ．看板で本当に来るのかというとそうではない．例えば循環器内科専門医ですって新しく赴任してきたときいたから，「かかろう」って思うってことはそんなにないと思う．患者の選択じゃなかったりする．

徳田 この点では，実はデータを前に私も参加した研究グループで分析結果を出したことがあります．全国規模のある5000人くらいのコホートで1カ月間に診療所とか病院を受診したことがある人たちを対象に行った研究でした．患者にとってもっとも重要なのはやっぱりコミュニケーション能力でしたね．学歴とかは最低でした．例えば有名大学の医学部を出ているとかは関係ありませんでした．

■「どんな医者があなたにとって信頼できるかかりつけ医になれますか」

藤沼 僕もそれでちょっとまた違うタイプの研究にかかわったことがあって，ある団地に募集をかけてまったく利害関係のない人たちにフォーカスグループインタビューをしたのです．「どんな医者があなたにとって信頼できるかかりつけ医になれますか」という質問で，フォーカスグループインタビューをしたところ，確かに先生がおっしゃるようにコミュニケーション能力．それから場所が近い．あまり遠くないこと．一応自分の考え方，好みを知ってくれているということですね．それからあとは責任を持って問題解決をしてくれる．これはどういうことかというと，治してくれないとかかりつけ医ではないとは誰も思ってないんです．先生が治せるものだったら治してほしいし，紹介が必要だったら紹介してくださいと，それが問題解決なんです．

徳田 ちゃんとそれをやってくれるということですね．

藤沼 やってくれる．

徳田 真摯に対応する．

藤沼 治してくれるとか，高度なテクノロジーを使うとかはかかりつけ医とみなされるためには，まあ関係ないのです．

徳田 そういう意味では，このコンサルタントは分かっていないんじゃないですか．なんでこのコンサルタントを受けたのか．

藤沼 だからコンサルタントが最近行き詰っていると言われているんです．

徳田 コンサルタントの限界ですかね．

藤沼 医業経営コンサルタントの割と古いモデルなんですよ．すごくシンプルにいうと，患者は専門医指向だと決めつけている．

徳田 単純にそれで全部切ろうとする．

藤沼 そうです．それは大きいですね．あとは専門医を入れたほうが器械とか物品が納入できることが多いです．薬も新しい薬を採用してくれる．コンサルタントにとっては，コンサルト先が導入する機器や薬屋，問屋とかの存在が重要なんですよね．

徳田 病院としては出費が増えるわけですね．

藤沼 そういうことですね．

徳田 ネガティブな影響ですね．

藤沼 そうなんですよ．開業なんかは特にそうで，病院づとめはもういやなので，開業でもしようかな的な医者は，開業のビジョンがないし，ポリシーもないのでコンサルタントだのみだったりするわけです．そうするとそういう形になっていっちゃうというのがあります．

徳田 それは逆に食われているかもしれません．

藤沼 完全に食われている．僕がコンサルやったほうが絶対にうまくいきますよと冗談ですが言っています（笑）．なかなか信用してくれないですけれども（笑）．

徳田　面白い話が，最近では総合診療科とか家庭医療科と標榜したほうがむしろスペシャリストと標榜するより人気が出ているという．最近そういうトレンドがあります．

藤沼　ごく最近ですね．ここ1〜2年．ファミリークリニックとつけろというのですね．

徳田　そうですね．つけているところが多いですね．

藤沼　結構増えています．耳鼻科でもつけていますから．ファミリー耳鼻科．

徳田　子供からのお年寄りまでの耳鼻咽喉を診るということですか？

藤沼　ファミリーとつけるのはすごいトレンドです．ちょっと忸怩たる思いもありますけど，まあそういう感じになっている．

徳田　そうですか．ファミリークリニックは人気が出る．

藤沼　はい，人気が出る．家庭医としては複雑な思いですけど（笑）．

対話篇
Dr. 藤沼　vs　Dr. 徳田の
「ジェネラリスト教育原論」

4．地域医療の論点

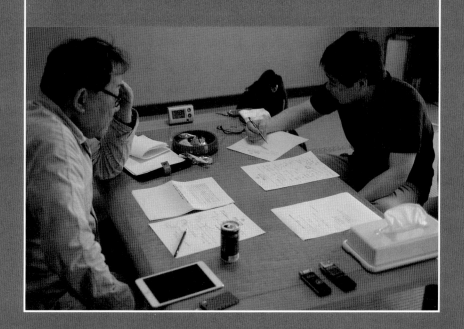

④地域医療の論点

(ジェネラリスト教育コンソーシアム協力の諸先生13人からから寄せられた論点)

Q1：ジェネラリストは地域医療のキーマン足りうるには？それとも他に適任がいるのか？

Q2：地域医療は，継続性が最も重要な要素の一つと考えます．学生実習，初期研修中にそれらを習得するのは時間的に難しいのも事実であり，現実的なトレーニング方法としてはどうすればよいでしょうか．

Q3：Generalist が充足しきった後の地域医療はどのようになるのか，未来予想図を教えて下さい．

Q4：Polydoctor（複数の診療所/病院定期通院）を背景とした Polypharmacy の問題についてご意見をお願いいたします．

Q5：医師から他職種への業務権限の譲渡についてご意見をお願いいたします．

Q6：日本プライマリ・ケア連合学会の認定する専門医（総合診療専門医や家庭医療専門医）の養成が不可欠で，そのことが住民の求める地域医療の進展・成功の鍵を担う．それらのジェネラリストが地域中核病院に配置され，病院総合医としても，地域医療を担う開業医（総合診療医）への臨床教育指導者としても活躍されることが望ましい．そういう意味でジェネラリストは真の意味での家庭医療専門医でなければならないし，その地域医療に医師として高い専門性とプロフェショナルな高い倫理性を備えたミッションを持つ相応しい人間でなければならない．

Q7：離島で地域医療を行っていますが，離島でも「内科は〇先生，整形は◎先生，がんのフォローは外科の☆先生」といったように，専門志向が強い方が一定数存在します．Generalist が普及することで，何か変わるでしょうか？

Q8：高齢者の多い地域では，特に Polypharmacy が重要な問題と考えますが，Generalist が増えることで Polypharmacy は改善するか？

Q：地域医療は，継続性が最も重要な要素の一つと考えます．学生実習，初期研修中にそれらを習得するのは時間的に難しいのも事実であり，現実的なトレーニング方法としてはどうすればよいでしょうか．

■ 地域で過ごす人たちの health care をどう構築していくか

藤沼 実は地域医療という言葉自体，あまりコンセプトがはっきりしないのです．一般的に日本で使われている地域医療というのは，自治体医療というか，比較的診療圏の限られた地域での医療というか，広域じゃないという程度にしか使われていなかったと思います．僕は地域医療の「地域」という言葉の考え方は，今後日本で相当変わってくると思っています．

一番僕は興味があるのは人口動態です．西村周三先生（医療経済研究機構）が一連の講義＊の中で，全体として人口減になっていって高齢者の割合が増えていく．特に高齢者でも超高齢者，90歳以上がべらぼうに多くなっているということなどです．

徳田 デモグラフィックですね．年齢は臨床研究でも医療政策でもベッドサイドでも最もパワフルな交絡因子です．これだけ高齢化すると医療提供のあり方について根本的にバージョンアップしなければいけない．

藤沼 そうです．デモグラフィックに考える．高齢社会は確かにそうなんですけど，身体機能は10年ごとに測定してみると徐々に上がっているという話でした．例えば昭和30年代（1955～1964）の70歳代と現代の70歳代は相当違っていて，現代の70歳代は機能的には昔の50歳代ぐらいだということになっていました．だから今までどおりの高齢者が増えて大変，というのではないということを一つちゃんと見ておかなければいけない．あと少子ですが，子どもと高齢者を足した数字を見てみます．

＊西村周三
　大都市の医療・介護・福祉を省察する―医療経済の視点から，ジェネラリスト教育コンソーシアム，vol.9「省察：大都市の総合診療」，2015，p 28 参照

徳田　少子化ですね．子どもと高齢者を足した人口は非生産年齢人口ですね．

藤沼　そうです．高齢者が増えて子どもが減ってくるという話になっていますが，両者を足すとV字型なんです．大体 2010 年ぐらいを境にV字型カーブを描いている．2010 年ぐらいが両方足した時の底です．それ以降は増えていく．まあ，高齢者が急増するので，当然といえば当然ですが．

徳田　増えていますね．しかし，その延長で人口減少もかなりの速度で進んでいます．多くの村が毎年消失しています．一方，大都市圏以外で人口が増えているのは沖縄だけです．沖縄だけ人口が増加している理由は文化の違いです．もともと独立国でしたので，本土の文化的影響には完全に支配されていません．本土の話に戻すと，徐々に人口減少して消失していくエリアの医療提供をどうするかという視点も重要です．

　さらには，医療などの社会保障費コストの爆発的増加ですね．これだけ高齢化して医療コストも増大すると今後国の借金を減らせる可能性は低いでしょう．各種の生物学的製剤などの画期的な新薬はかなりのコストがかかります．これからは precision medicine が必ず導入されます．すなわち，精密医療です．医療介入は遺伝子や分子レベルの解析を行って個別化していきます．そこに莫大なコストがかかります．肺がんに対する抗がん剤の話題が出たことでそれがもう現実化してきています．肺がんについては，私は禁煙政策がより効果的であるとさまざまところで話しています．がんが治せるようになるのはいいのですが，莫大な治療コストがかかるようになります．禁煙政策などで，なるべくがんに罹らないようにする方が医療の価値は高いです．

　国の借金については，これまで国債は国民の預金をあてていましたので信用がありましたが，今後はその信用もきびしくなると思います．国債が暴落するリスクがあります．アベノミクスは騒がれましたが，国の借金に

ついては効果はありませんでした．国の借金は子孫に引き継がれるのですが，引き継ぐ人口も減少します．ということは，1人あたりの借金も爆発的に増えるということになります．

藤沼 日本全体の人口減の問題ですね．で，話を最初に戻しますと，高齢者と子どもの2つを足す理由は，この2つの層はほとんどの時間を居住地の近くで，つまり地域で過ごす人たちだからです．子どもが定期的に遠方に出かけていくことはそんなにないですし，高齢者もそうです．つまり，居住圏にずっといる時間が長い人たちが今後増えていく社会に日本はなるんだということです．勤労人口というか，遠い所に働きに行って夕方帰ってくる人たちはそれほど増えない．その点で子どもと高齢者，つまり地域で過ごす人たちが増える社会の経済活動，インフラ整備，そしてヘルスケア health care をどう構築していくかというところが，日本全体のテーマになっていくだろうと思っています．

　あとは福井次矢先生（聖路加国際病院院長）がやられた，日本の受療行動に関するエコロジー研究＊．最近，高橋理先生が実施された同様の調査に注目しています＊．

＊日本における Ecology of Medical Care：10年で変化したのか？

*1:Fukui T, et al. The ecology of medical care in Japan. JMAJ 48(5); (2005): 163-167
*2:Takahasi O, et al. The ecology of medical care in Japan revisited. Value in Health 17(7); 2014: A434
　2003年に福井ら*1 による Ecology of Medical Care の論文が出てから10年経過した．そして2014年に Takahashi らが同様の研究を発表している*2．これは学会抄録集のみが Publish されているので，詳細なデータを確認できないが，非常に興味深い．
　結論から言うとこの10年間で，日本人の受療行動パターンはあまりかわっていないということだった．
　欠損値多いが，一応自分なりに以下の表にまとめてみた．ちなみに，
OTC：Over the counter drug（売薬を購入）
CAM：Complementary and alternative medicine（相補代替医療）

	2003 Fukui et al	2013 Takahashi et al
住民（無作為抽出）総数	1000	1000
1つ以上の症状	862	794
OTC		447
CAM		117
診療所外来	232	206
病院外来	88	59
病院救急外来	10	
病院入院	7	
大学病院外来	6	
在宅医療	3	
大学病院入院	0.3	

この表から読み取れることを自分なりにまとめてみると，

1．受療行動として最初に選択するところとして，診療所と病院の外来が大多数だということ，しかも病院志向というふうにいわれているわりに診療所はよく利用されている状況はこの10年で変わらない．
2．OTCは非常によく利用されており，街の薬局がプライマリ・ケアの重要な担い手である可能性がある．
3．相補代替医療も病院外来以上によく利用されている．
4．おそらく大学病院の入院1人あたりのBackground Populationは3000人以上だろうということ．

　医者として考えると，プライマリ・ケアの外来診療として病院は相当の役割を果たしているが，しかしその役割に応じた体制や技術構造を準備しているのかということが問題になる．地域の病院に病院内診療所といえるような部門，あるいは家庭医診療科のような部門をつくることは地域ニーズにもあっているはずだろうと思う．
（藤沼康樹事務所ブログより転載）

徳田 上の研究はもともとアメリカで行われた研究デザインの日本版です．アメリカでの結果は数十年前にNEJMに掲載されました．この研究の手法は健康日記という方法を用いたものです．数千人の人々に毎日1か月間日記をつけさせるのです．毎日の症状や受療行動も全部記載していただく．10年前に日本でのこの研究の第一弾が行われた直後，私も聖路加国際病院の臨床研究センターにおりましたので，このデータを使い，10本程度の論文を書きました．素晴らしい研究デザインですね．

■ 地域医療の担い手が,実は病院の中に必要だ

藤沼 高橋先生のものは,抄録だけ見たのですが,ほとんど受療行動は変わってないですね.OTCやオールタナティブのものは結構利用されているということが分かったということと,診療所はやっぱり結構利用されていて,下手すると,最初に相談に行くところの5分の3以上が診療所なんです.

おそらく,超救急みたいなやつは最初に鑑別されてしまうでしょうから,健康問題が生じてとりあえずちょっと相談に行こうかなという位置づけでの診療所の地位はそんなに下がらないだろうと思いますが,逆に残りの40％ぐらいの人は病院を利用しているので,病院の外来機能が本来のプライマリ・ケア機能を果たしているのかというところが,私は,今後の一番の課題になってくると私は思っています.

どんなに小さな病院に行っても大病院のミニチュア的に専門外来が並んでいたりするので,病院内のプライマリ・ケア機能,もっといえば病院内に診療所機能を持つことが実は非常に重要になってくると思っています.

今までずっと,病棟と外来を機能的に分けて,病院は病棟をやってくれ,外来は外に出してくれという話だったのですが,あれはまったく非現実的で,実際あまり機能していなかったので,そういう点で地域医療の担い手が実は病院の中に必要だというのが最近の私の考えです.だから病院内家庭医といった人たちを雇った病院が勝ち組だろうと僕は思っています.

地域医療の担い手が
病院の中に必要だ

徳田 病院内家庭医．そう，私が約25年前に所属していた沖縄県立八重山病院では，すでにそのようなシステムになっていましたね．外来は一般外来．毎週，在宅医療に従事．救急当直は小児もご老人も診る．洋上救急ではドクヘリに乗る．患者さんは地域での皆知り合いでした．問題は，医師の行動が常に見られているという状況です．まあ，あたり前ですが．私があるレストランで石垣牛のステーキを食べていた席の横の席で，私が糖尿病で外来フォローをしている患者が同じ石垣牛のステーキを食べていたのを見つけてときにはお互い笑っていましたね．医師と患者といっても，地域では同じ一住民です．

　南大東島では，午前の診療が終わって昼食を食べたあとは，患者さんたちと釣りをしていましたね．私の同僚のある医師は，その島に常勤医として赴任している期間，住民とともにほぼ毎朝舟を出して沖釣りを楽しんでいました．その医師が赴任していた期間中には，診療所の壁に魚タクが張り付けられていましたね．

　私が渡嘉敷島に診療所応援で行ったときには，1日の診療が終了したあとは，海水浴とスポーツを楽しんでいました．5年間連続して毎年夏に行っていましたね．もちろん夜間や休日の急患にも対応できるように携帯電話は常に携帯していましたね．

藤沼 病院内にかかりつけ機能を持っていて，大体毎日外来に出ていて，在宅にも行ってという部門を，4〜5人の若手で回していたら，その病院は勝ちますね（笑）．経営的に勝てると思います．

徳田 いいですね．私たちはさらに救急患者と入院患者も大量にみていましたね．腹部エコーや心エコー，上部消化管内視鏡，上部・下部消化管造影などの簡単な検査手技も自分たちでやっていましたね．救急では，徐脈性不整脈患者に対する一次的ペーシング法，ICUケアではスワンガンツ法などもあたり前のようにやっていましたね．そして離島診療所の応援も頻繁にやっていましたね．小浜島，波照間島，与那国島などの各診療所，そして西表島の大原診療所と西部診療所などですね．

すべて行きました．石垣島は大きくても，やはり離島でしたから，簡単に搬送はできないし，循環器専門医などの何々専門医はいませんでしたから，私たち自身が全てやるしかなかったのです．

藤沼 病院内の総合診療医に関しては，外来・在宅をメインでやっている人たちと，外来といっても救急そして病棟という形でやっている人たちと，色合いが少し違っている人たちが1つの病院でやっていれば地域・地元に住んでいる人たちのプライマリ・ケアを行うという機能はそこで果たされるだろうと思っています．

徳田 大病院でもそうですね．

藤沼 大病院でも同じです．地域基幹病院でそうです．そこをかかりつけにしている人はいるので．

徳田 かかりつけの機能を専門とする集団を確保するという．

藤沼 そうです．

徳田 大学病院はどうなんですか．

藤沼 例えば歯科は不思議と受付が別なのですが，同じようにしたらいい．院内歯科みたいに中に院内診療所みたいなのがある．「かかりつけの人はこっちですよ」みたいな感じに．

徳田 歯科はなんで分けているのですか．

藤沼 あれよく分からないですが，診療システムや診療報酬，受療行動パターンが医科と違うから，一緒にすると面倒くさいからじゃないでしょうか（笑）．さらにいうと，総合診療が内科の部門にならないことが重要

だと思っています．内科の一部門としてそういう部門がありますというふうになると…．

徳田 アイデンティティクライシスみたいになります．

藤沼 なるし，コントロールするのは内科の部長になります．

徳田 なるほど．外来ブースの奪い合いとかが起きてしまう．

藤沼 そうです．

徳田 内科部門内のポリティクスになってしまう．

藤沼 ポリティクスになるし，自分たちの医療活動が「内科の医師体制」として語られることになるから，「今，ちょっと病棟に人がいないから，外来を引き上げて病棟やってください」みたいな話になると，機能が果たせなくなる．

徳田 要するに独立するということですね．独立した department を病院の中につくるという．

藤沼 外来ですね．外来・在宅であればいい．先日，岩手県のナンバーワンの拠点病院にうかがった時にこのアイディアを話したら管理部の医師はたいへん乗り気でした．「いや，ほんとそうなんですよ．だからうちにかかりつけみたいに来て，あとは在宅もやってくれというニーズがたいへん多いんですよ」と．それちゃんと担当すればいいじゃないですか，どうやっているんですかと言ったら，大体内科の外来に回すと．新患外来とか再診外来とかに回していくんだという話．毎日そういう先生がいたほうが，絶対に accessibility もいいはずなんですけどね．

徳田　総合系医師の守備範囲は広いですから予約外の緊急受診でも対応できますね．

藤沼　はい．ただ気にしているのは地域の開業医の先生方がどうなんだという話になっていますが，実は地方に行くと開業医不足もあって，高齢化と後継者不足でかなり大変なんです．

徳田　今は開業のコストもかなりありますね．

藤沼　そういう点でいうと，地方の基幹病院に地域総合診療部門あるいは家庭医療科みたいなのがかなり強力な department としてあるというのが有効で，しかもそれが内科とか救急の部門にならないことが重要です．

徳田　インディペンデンス・デイは近いですね．

藤沼　インディペンデントに（笑）．だから僕はその視点からどういうふうに地域医療の教育をやっていくかということを考えています．

**地方の基幹病院に
地域医療部門みたいなのが
かなり強力な department として
あるというのが重要**

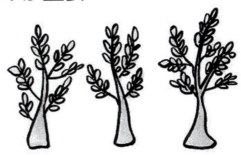

■ シンガポールのオープンシステムに学ぶ

徳田 私は先日，シンガポールに行っていろいろ見てきました．いわゆるオープンシステムを導入しています．医者は病院の中にオフィスを持っています．しかし，実態としては病院の職員ではなくて，その医者は自分自身で自分の仕事をコントロールして，自分のスケジュールで動いている．内科系の医者は病院の外来や検査を定期的に行います．外科系の医者でしたら，手術をやったり，手技をやる曜日を決めて行います．医者はその仕事量に応じて病院とそれぞれ契約している．自分のかかりつけの患者さんをフォローしたり検査したり手術したりする中で病院のサービスを利用する．病院を診療のプラットホームにしています．

日本でも，ある地域の医師会病院にはそういうオープンシステムの病棟があって，そこは自由に開業医が使える．かかりつけの医者が使えるのです．病院正規職員のドクターの許可は不要で，直接そこの病棟のナースに電話すれば使える．

藤沼 本当ですか，それ．すごいな．

徳田 独立した，ある意味開業しているんだけど病院のサービスを使いたい．病院の外来機能を使いたい，検査もできる．日本政府も，今後の働き方として，正規または非正規などという分類はもう意味がないとする方針を固めています．医者はもともと患者さんの代弁者であり，英語では patient advocate です．日本のほとんどの病院は真面目にやっています．しかし最近，医者が病院の正規の職員であることの副作用がみられる病院があります．病院の利益のためにエビデンスのない検査や手術を行ったりしているケースがあります．医者のプロフェッショナリズムの観点から問題です．開業して，CT 検査や MRI 検査を医師がみな揃える事は無理です．病院には，技師さんもたくさんいて，検査室もある．病院のそういう機能を利用したいんだけども，病院の職員としてやるのではなく，プロフェッショナルとして独立している医者がやるのです．シンガポールは賢くそれをやっているのかなと思いました．

■ 米国のオレゴン健康科学大学（OHSU）の家庭医療科病棟

藤沼 先述したアメリカの OHSU の家庭医療科はかなり強力な病棟を持っています．小児と妊婦と誤嚥性肺炎が同時にその病棟に入院している（笑）．内科部門は別に病棟があります．そこは家庭医療科の総合病棟です．で，そこは OHSU の家庭医療科に関連した人しか入院させられないのです．不特定多数の人は入れない．特定多数なんです．OHSU につながりのある family physician が，自分をかかりつけにしている患者を入院させることができるってイメージです．そこに様々な教育機能を持たせています．

徳田 学生とレジデントにですね．

藤沼 そうですね．あとは昔ながらのアテンディングではないけれど，自分のかかりつけ患者が入院していたら，そこの情報は常に自分に伝わるそうです．前述の家庭医療学講座主任教授の John. W. Saultz 先生も，夜中に呼び出されて病棟に行くこともあるとききました．大学教授が自分の患者を診に夜病棟にいくってのがすごいと思う．そこは，ER 経由とか，ほかの科からの紹介は受けないです．不特定多数というか，あんまりかかったことがない人が急に ER に来て，家庭医療科の病棟に入院することはできない．

徳田 その病棟は完全に独立しているんですね．

藤沼 でも逆にいうと，不特定多数をみる内科がないと，家庭医療科の病棟は動かないんですよ．内科の病棟があるので動く．もしそれがなければ動かない．さきほどの先生のお話はそれにかなり近い感じがしました．

■ 病院の職員になるかならないかということは，我々の行動に大きな影響を及ぼす

徳田 病院の職員になるかならないかということは，我々の行動に大きな影響を及ぼすと思います．というのは，被雇用者だと，病院の経営を優先的に考える経営幹部の人たちのいろんなプレッシャーをもろに浴びることがあります．例えば，病床利用率が悪いからなるべく入院を引き延ばすように，あるいは軽症でも入院させるよう，検査をなるべくやるように，などです．それは，患者や家族，地域が望む医療ではありません．しかし経営者側からのリクエストがそのようにくることがあります．そういう圧力に屈せずに，独立したプロフェッショナルであることをアピールすべきです．もちろん，病院の医療安全や医療の質の向上のためのチーム医療としてのコラボレーションは積極的に行うべきです．それは患者のためになるからです．

病院というのはもともとそういう機能にすべきだったのです．病院を黒字化させたり，新しい建物建てて高額な検査機器を購入させたり，給料を増やさせるために，もともとから医療をやっているのではないのです．医療政策もその要因の1つです．それは外来診療報酬の出来高払い制です．検査はやればやるほど報酬がもらえる．薬を出せば出すほど報酬がもらえる．いろいろやればやるほど報酬がもらえる．報酬が増えると院長が喜ぶ．事務長が喜ぶ．そして医師の給料も増える．でもエビデンスのない検査や治療を受けた患者さんがその事実を知ったら果たして喜ぶのでしょうか．あとのセクションの時にプロフェッショナリズムが出てくるので，そこにつながるかもしれません．病院にいると，そういう見えない手が，いろんなところから医師を縛るということがあるのです．

藤沼 アメリカはどうなのかな．独特の日本的組織ですよね．会社組織というか．

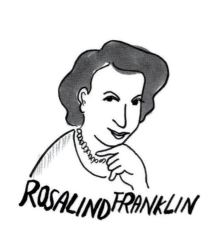

> 圧力に屈せずに，独立した
> プロフェッショナル
> であることを
> アピールすべきです．

徳田 一般的に，アメリカの医者は doctors group との雇用契約があります．その doctors group が病院と契約してホスピタリストとして雇われる．直接病院の被雇用者ではない．つまり，病院の直接の支配下に置かれていないので，医療チームのメンバーとして院内の様々な委員会には参加しますが，病院の経営とは切り離されて独立して動ける．資本主義の先端を行くアメリカでは，病院は元々営利主義です．医者は直接その職員として雇用されていないほうが望ましいとされています．病院というもののあり方そのものの見直しがもっとされなくてはいけないでしょう．

また最近の話題として，telehealth があります．もともと病院というのは，患者と医者が会うための一つの場を提供するものでした．telehealth では，アプリを立ち上げて，患者さん自身が診てほしい医師に診察を申し込めるようになっています．この2人が一番近い場である病院で会いましょう，となります．

藤沼 出会い系みたい（笑）ですね．

徳田 そう，出会い系医師・患者アプリです（笑）．海外では，そういうサービスがどんどん広がっています．病院というもののファクションがもう一度見直されています．

　日本でも可能です．というか，もうやっている人もいます．例えば，心臓外科で有名な天野（篤）先生（順天堂大学），は天皇の手術そのものも東大病院でやっています．やろうと思ったら現行ルールでもできます．病院は東大病院だけど，手術しているのは順天堂の医者です．

藤沼 確かに．診療所のグループとかで病院の外来ブースをきちっとシェアして，やるというのは可能ですよ，確かに．

徳田 例えば，ある病院が救急を担当するドクターが少なくて困っているという場合は短期間ある医師グループが乗り込んでいって助ける．正式な職員，医師が確保できるまで．そのような集団を最近私は実験的に立ちあげました．そして，それを「闘魂医局」と名付けました．まだ本格活動前ですが．

■ 看護ではおたすけナースが全国的にいる

藤沼 看護で「おたすけナース」＊がいますね．ICU 専門看護師とか，非常にできる人がいるんですよ．全国的にプールされているそうです．プールというか民間でやっているのですけど，インデペンデントでやっている人もいます．3カ月間産休が出たのでICUのナースが足りないといった時に，僕も何人かお会いしたことがありますが，優秀です．ものすごく優秀．さすがに自分で飯食っているなという感じがあります．

＊おたすけナース
　10,000件を超える求人数を抱えた看護師の転職サイト（http:// 看護師紹介.com/ otasuke.html）．このサイトの特徴の一つに看護師をより専門化した認定看護師や専門看護師資格での就職先検索ができる点がある．

徳田 プロフェッショナルですね．

藤沼 プロフェッショナル．人当たりもいいし，コミュニケーション能力もある．そういう人が独立してやれるのです．手術室とかICUとかの系が多いです．ものすごく注目されています．まさにプロフェッショナルな感じです．

徳田 結構そういうのは欧米では当たり前にやられているけれども，日本の場合，医師のうち誰かが休んだら，院内のそこにいる人だけで根性を発揮してカバーしようとする．誰かが休み取ったり夏休み取ったりしても，いる人たちだけでカバーしようとする．一時的にお助けを誰か雇うというのがあまりないですね．

藤沼 はい．今，派遣会社があって，そういうところに頼むことがあるのですけど，派遣会社に登録している医者はイマイチな人が多いのではないかという印象です（笑）．

徳田 そうですか（笑）．

藤沼 これはいかんという医者がいます．

徳田 そこがお助けナースや闘魂医局と違いますね．

藤沼 全然違う．看護師はレベル高いです．

徳田 お助けナースは民間がやっているのですか．

藤沼 民間がやっているのもあるし，個人でやっている人もいます．情報というか，もともとあったコネ経由で自分の人脈を使うのです．医者は逆に非常に悲惨な派遣例が多いです．今，すごい勢いでいろんな

派遣会社ができているのですけど，そこに登録しようという根性だけでもうダメだろう（笑）という感じが何となくありますよね．「君たちは登録しないと働き口がないのか」という感じがあります．ただ「いざ」という時に急に穴が開いた時に電話するのはそこしかないから，結局そこに電話するようなことが結構多いのです．

徳田 闘魂医局のような医師グループが，アメリカのホスピタリストグループのように doctors group を多数立ちあげれば良いですね．医師がプロとして自発的に立ち上げて，窓口をつくれればいいですね．

藤沼 フリーランス系でやっているのは麻酔科ですね．

徳田 麻酔科のプロフェッショナル・グループは都市部にありますね．

藤沼 派遣麻酔医は，病院からはあまり歓迎されていないようです．とにかく経費が高すぎると．高いので頼みたくないけどしようがないという感じとききます．ただそれをやっている人に聞くと，社会保障だとか保険は組織に入っているよりコスト高になるので，そんなにうまみはないと言っていました．結構出かけるし，結構移動も多いし大変と言っていたので，みんながそんなにそれを目指しているということはなさそうです．

徳田 アメリカの ER physician は，結構全米を動いています．知っているアメリカのドクターもメイン州に行ったりテキサス州に行ったり．旅行が好きな人向きですね（笑）．先日メールしてみたら，ニューヨークに今度2週間行ってきます，など．Locum tenens という，医師補充システムがもともとありましたね．

■ プライマリ・ケアに入ったら絶対に週に1日はERをやったほうがいい

藤沼 地域医療系，プライマリ・ケア系の医師と病院の間のいろんなことが「連携」という形でしか語られていないけれど，実はワークシェアリングとかでも語る必要があると思っています．僕が自分ところのレジデントに最近言っているのは，若くしてプライマリ・ケアフィールドに入ったら絶対に週に1日はERか病院の一般初診外来をやったほうがいいよと言っています．ERか，病院の初診外来をやって，検査前確率の違いできちんと頭，あるいはオペレーティング・システムを切り替える練習をしておく．

徳田 再診だけではなくて初診ですね．

藤沼 病院で初診を診る外来をやれと言っています．僕も初診だけ診るのを週に1日やっています．これがまた同じ胸痛でも違うのです．同じような訴えで来ても，「これ，やっぱりそうだったの？」みたいな．「これちゃんとST，上がっているじゃない」というのがあって，明らかに検査前確率が診療所と違うので，そこを切り替える頭を持たないと，おそらくヤブ化していく（笑）．そういう点では病院の仕事をやったほうがいい．まあ，OSをときどき入れ替えるってイメージです．

徳田 再診メインのクリニック外来だけじゃなくてですね．

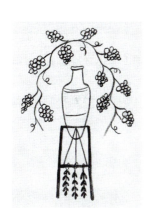

プライマリケアに入ったら絶対に週に1日はERか病院の一般初診外来をやったほうがいい

■「場に応じた医療」が総合診療の本質

藤沼 逆に，病院のほうの病棟の医者も，例えば息苦しかったらまず肺塞栓を除外するというけれども，普通の診療所ではそんなに肺塞栓の患者さんこないんです．でも，おそらくその頭で必ず診療所で患者を診るので，そうするとみんな重症に見えるらしいです．病院の医者が来ると．なので，そこはまた逆に検査前確率を変えないといけないので，場に応じて働けるという実態はそれで．どこへ行っても同じスキルでできるということではなくて，場に応じて頭の中の仕組みを変えていくというか，変えられるというのが総合診療の一番の重要なところだと思います．

だから総合診療専門医の 6 competency で「場に応じた医療」というのがあります＊が，実はあれが中心だと僕は思っています．あれが本質です．内科の体系の中ではそうではないのです．

＊総合診療専門医のコアとなる６つの能力

　総合診療専門医に必要な６つのコアコンピテンシー（日本専門医機構）とは，1．人間中心の医療　2．ケア包括的統合アプローチ　3．連携重視のマネージメント　4．地域志向アプローチ　5．公益に資する職業規範　6．診療の場の多様性，とされ，これらは海外におけるプライマリ・ケアの専門医である家庭医やGP（general practitioner）教育におけるコンピテンシーセッティングと相同性がある．そして，これらのコアコンピテンシーの内実の把握が教育設計上必要となるが，従来，医学における専門性（科）は，「対象とする疾患」「年齢・性別」「実施する手技」等によって定義されてきたため，こうしたジェネラリストに独特のコンピテンシー設定は，日本の一般の医師には馴染みがなく，直感的に理解しづらいかもしれない．そこで，総合診療専門医に必要な６つのコンピテンシーは６つを並列にみるのではなく，６つ目の「多様な場での診療ができること」をコアと考え，どのような場にあってものこりの５つのコンピテンシーを場のコンテキストにあわせて発揮することができるという視点からみると理解しやすいだろう（藤沼康樹事務所ブログより転載）．

徳田 organ based と system based の違いですね．欧米の総合系医師は「場」で役割を規定しています．入院診療はホスピタリスト，集中治療室診療はインテンシビスト，救急診療は ER physician，外来は GIM または FM．

藤沼 ですからそこでやるためには，今後の若い人は絶対に病院の地域医療の場所にいても，プライマリ・ケアをかなりやっていても，病院の仕事はしたほうがいい．その逆もあると思います．

徳田 おっしゃる通りだと思います．いろんなセクションがありますけど，研修医の時にはローテーションをやっていた人が，シニアレジデント以上になると，あるセクションに入って出てこなくなることがあります．そこに慣れてしまうと，楽なんです．クリニカルパスで毎日ルーティンワークやり続けます．そこでは，同じような病気の人たちが来て，同じような治療を受けて帰っていく．その領域のスキルは確実にアップします．

藤沼 ある領域に関してのみですね．

徳田 その患者層だけなんですよね．最近，ある診療科のシニアレジデント医師が，ちょっと総合系外来をやると，久しぶりにいろいろ勉強した，といっていましたね．

藤沼 今のお話は生涯教育とも関係していて，ここ4〜5年ですごくよく分かったのですが，昔は「何か専門を持ったほうがいいよ」と言われたのです．

Q: 離島で地域医療を行っていますが，離島でも「内科は○先生，整形は◎先生，がんのフォローは外科の☆先生」といったように，専門志向が強い方が一定数存在します．Generalist が普及することで，何か変わるでしょうか？

徳田 「読者からの論点」で上記のような質問が寄せられています．

藤沼 専門を持つという意味は何なのかなとずっと考えていたのですが，今先生がおっしゃったように毎日同じ領域の病気を診ているということは，そこはずっとブラッシュアップしていることになるので，別に何も考えなくてもその病気についてはヤブ医者になりにくいのです．専門医というのはヤブ医者になりにくい構造を持っている．

徳田 ずっとそのプラクティスをやっているから．

藤沼 やること自体がブラッシュアップになっている．内視鏡を毎日やっているけど，内視鏡に関してどんどんヤブになりましたという人は普通いないはずです（笑）．ところが，ジェネラル的なジェネラルとしての学び方というのが，あまり開発されていないというか，誰も知らないので．

徳田 あまりそこが強調されない．

藤沼 だから専門を持って何かやっていると，何となくヤブ医者にならないですんでいるような感覚を持つから，ジェネラルの人もどことなく専門性とか何か．結構そっち系の人が多いじゃないですか．

徳田 最近多いですね．

藤沼 膠原病とか感染症とか．その気持ちはよく分かるのですけど，その方法ではジェネラルではなく，やはりその領域の専門性を極めていく方向性になると思っています．

徳田 そうですね．刀が欲しいんですね．よくわかります．私はこれを「刀狩り」と呼んでいます．素手で闘え，と．空手は沖縄で生まれ育ったのですが，その背景には，薩摩藩による武器の没収がありました．空手はもともと，沖縄の言語で素手または手（ティー）という意味です．アジア史上最高の映画スターであるブルース・リーの拳法も沖縄空手の流れを汲んでいます．

藤沼 開業医の先生も，もともと例えば消化器内科医だったりするので，学会に出て消化器グループに入っていて，何となく自分はそこにアイデンティティがあって，それ以外の仕事はまあ，仕事ですからという感じでやっているので，つながりのあまりない方だったりすると，へたすると医療情報が全部 MR 経由だったりするのです．MR 経由で新薬のことを勉強したり，「先生，最近こんな薬が出て，こんなデータが出ています」ということで勉強したつもりになっている．ジェネラリスト的な成長の方略がもっと語られないと，若い人がジェネラルになろうかなと考えた時に心配になるかなという気がします．

徳田 今の話は本書の後述の，6）若手 Generalist 医師のキャリアにつながるところがありますね．

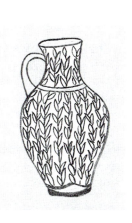

空手はもともと，沖縄の言語で素手または手（ティー）という意味です．

■ 離島のドクタープール

藤沼 先生が見ていて沖縄とかジェネラルの人が多いと思うんですけど，学習とか勉強の仕方でハードにやるというのがあるのかもしれませんが，どういう感じでやっているのですか．

徳田 離島のドクタープールという制度があって，それに参加している人たちは普段は基幹病院の ER に所属して ER 的なことをやっています．離島医師の出張とか，休暇をカバーするということで，離島の診療所に行く．そこで離島の患者さんのオペレーションのケアをやって，またしばらくしたら戻ってきて，基幹病院の初診外来をやる．そのドクタープールグループに入っていなくても，普通に総合系の医師も応援に行く．そこでリフレッシュして面白かった，ということで帰ってくる．

藤沼 場所を変えるということですね．時々場所を変わってやっていくことが生涯教育になるという．

徳田 そうですね．場を変える．セッティング．それが定期的に訪れる．

藤沼 これは実践的ですね．

徳田 そうですね．自分が好きな所に行けるので．私は渡嘉敷島が好きだったので，必ず渡嘉敷島に行っていました．また，私がちょうど総合内科を立ち上げた時に 1996 年ぐらいから 3 年間は，浜比嘉島に病院付属の診療所があったのです．そこを私が担当していて，週 1 回だけ開いていたのです．そこで私は在宅医療も提供していました．

藤沼 面白いですね．ジェネラリストの生涯教育の一つのポイントとしてはセッティングの違う所でやるということ．

徳田 そうですね．シンガポールのドクターもそうですが，週単位で病院やクリニックを自分自身が移動してワークプレイスを変える．

藤沼 それはすごくいいですね．生涯教育というと，座って本を開いて，今日は胸痛について勉強します，という話をイメージする人がすごく多いのです．そうすると，すごくハードルが高くなってしまって，いや，そういう「お勉強」の話ではないだろうという感じがありまして，セッティングを変えることでいろんな学びが可能なんですね．

徳田 実際の患者さんを診るのが，一番いいですよね．

藤沼 病院で一般外来をやる時，僕，最初緊張しますね．診療所だと間違いなく寝ていてもやれる自信がありますから．寝ている間に2人診たことがあります（笑）．ふっと気がついたらもう終わってた，みたいな（笑）．

徳田 それはすごい．

藤沼 まあ，前日の激務の影響で意識を失っていた感じです．その話をある場所でして，「寝ていて2人診たことがあるんですよ．本当なんですよ」と言ったら，そこにいらしていたドクターGで有名な先生が面白いことをおっしゃっていて，「先生，それは患者さんをエンパワーされましたね」と言うんですよ．どういうことかなと思ったんですけど，結局，患者が，「先生，今日は疲れているみたいだからいつもの薬でいいや」と受付で言ったという話なんです．患者が自分で自分のことをケアした．「自分のことは自分でやらなきゃ」と思った．

徳田 それでエンパワー．

藤沼 エンパワーされた．医者が寝ていたので患者がエンパワーされたというのはすごいなと思った（笑）．深いなと思たんですけど，冗談はさておき，確かにそういうところがあるかもしれない．それから看護師もずっと一緒に家庭医療をやっている連中なので，診療所のシステム自体が身体化しているんだと思います．

■「身体化したクリニック」と「孤独な病院」

徳田 クリニックが身体化している．

藤沼 身体化しているから僕1人寝ていても大丈夫なんです．だけど，病院はそうではないじゃないですか．病院外来は結構孤独ですよね．

徳田 病院は孤独です．

藤沼 医者が全部仕切らないといけないという感じになるし，指示を出さないと誰も動いてくれない．診療所は指示出さなくても勝手に動いているのでありがたいなと思って（笑）．病院はそういうのがないんです．だからそういう点で緊張します．

徳田 そういうふうに先生が教育しているからでしょうね．

藤沼 教育というよりは，いつも一緒にやってるのでそうなるんだと思います（笑）．

徳田 一緒にやっているから，寝ていても動けるようになっている．

「身体化したクリニック」と「孤独な病院」

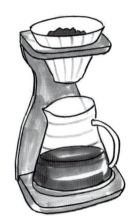

藤沼 そういう点でセッティングを変えることは重要です．システムとして変えながらやっているというのは結構重要ですね．

徳田 そういう意味では在宅もそうですね．病院の中だけにいるとどうしても，それに安住して．

藤沼 この間，沖縄の高山義浩先生とご一緒する機会があって，沖縄県立中部病院で在宅を始めていてなかなかすごいなと思いました．病院でもそういう取り組みがあるのはすごくいいですね．

徳田 そうですね．あの方は地域医療の最前線で活躍されたのち，厚生労働省で地域医療構想の策定に関わっていていろんな視点から見ていますね．

■ 在宅と病院の相互情報交流のためのカンファレンスをやっている

藤沼 在宅医療は，なかなか難しいけど，施設からはなれて閉じた空間で行われますから，医療内容自体にほかの人の目が入ることがあまりないのです．他の医者の目が入るのが病院に入院させた時です．在宅はそれ自体の研修もあまりない．今，在宅医療を中心的にやっている人たちは大体みんな独学なんです．なので「オレ流」がすごく多いのですが，その点に関して，今ちょうど東京北医療センターと定期カンファを月1でやっていて，いろいろ気づきがあります．

　診療所から紹介で入院させた患者でちょっとトラブったとか，逆に病院から僕らのところに紹介で来て，トラブったとかいうケースをやっています．例えば熱が出て動けなくなってフォーカスが分からないという時に，「これでもう入院かな，奥さん見れないでしょ」という感じの時に，病院としてはどういうふうにしてもらったらいいかという，病院としては在宅のほうに，そういう状況の時にこれはやっておいてくださいということがあまり発信されていないです．

徳田 そうですね．

藤沼 その時に絶対にやめてほしいのは，「とりあえず明日の入院になるから，今日だけ1回セフトリアキソンを落としておきます」ということは絶対にやめてくれと，向うで．やるんだったら血培取ってくれって．うちは実は血培取るのですよ，けっこう．在宅で熱出たらまず血培と，ほぼ文化になりました，最近．

徳田 それは素晴らしい．

藤沼 そうしないと病院から怒られる．怒られなくても中で何か言われてしまうということを，カンファレンスで痛感するんですよね．でも，実は病院のほうから在宅医療の現場のほうにフィードバックは実はあまりない

のです．こうしてくださいとか，こういう場合はこうしていただくと助かりますというのは，まずない．

徳田 遠慮しているというのがある．

藤沼 遠慮しているんですよ．なんで遠慮するのですかと聞いたら，まず在宅とか診療所とかでやっている先生方のワークスタイルを知らない．だから果たして今，電話していいのかどうか分からないし，どういう言葉づかいで話したらいいか分からないと言っているのです．

徳田 入院する時に，若いレジデントクラスが担当していますからね．

藤沼 そうです．なので意外に向うはものすごくビビッていて．

徳田 ビビっていますね．

藤沼 こちらも逆に病院から何を言われるのだろうとビビったりしているから，お互いにビビり合っているという状況が分かって，非常に絆が深まりました（笑）．

徳田 そのカンファレンスは貴重です．

藤沼 若い人はこんなことで悩んでいたんだとか．逆に僕らの所に，在宅お願いしますと言ったら，全然病状が落ち着かなくて，次の日にまた再入院したとかがあるんだけど，まったく現場は予測していなかったとかってことがあります．だけどなんでそうなっちゃったんだろうということを逆に僕らと話したりということはとても学びになるみたいですよ．で，世の中では「ちゃんと受けてあげなさい」みたいな感じを連携だと思っている管理者が多いじゃないですか．

徳田 多いですね．

藤沼 依頼があったら受けてあげなさいと．そういう問題ではないというか，そこにフィードバックがないと具合が悪い．

徳田 face to face というのは貴重ですね．

藤沼 そうですね．地域医療を語る上であんまりそこら辺は語られてなくて，インターラクティブな関係をどう構築していくか，お互いに生産性が高まるやり方はすごく大事だと思います．
　確かに循環器の先生もすごく親切なんですけど，「この症状の時はぜひ」と言われるのですけど，そんなシンプルな人はそんなにいないんですよ．「若い胸痛の方はぜひ」と言われるけど「いや，若い胸痛の方はそんなに来ないよ」という感じなんです．たいへん親切なんですけど，先述した exclude というか，これをお願いしますという感じなので．

徳田 そういう人を診たいという．

藤沼 そうそう．そういう人はぜひ送ってくださいと言うけど，実際，「ああ，困った，ぜひ診てほしいな」というのは実はそういう人ではなかったりするのです．だから総合診療科というのが病院にあるというのは，地域医療をやっていく上でものすごく重要です．病院の総合診療の department が強いというのは，ともかく連携しやすいのですよ．

徳田 送りやすい．

藤沼 送りやすいし，割合，志向性が似ているから．「当科ではこのような検査を必ずオーダーしています」みたいなことは言わないわけです．総合診療科は．糖尿病とかに紹介するといや，この検査おやりになりましたかと言われて「いや，それ何ですか？」みたいな．「当科では必ず

これをルーティンで取ることにしております」みたいな感じなのですが、総合診療科ではそういうのがないので非常にありがたいですね.

徳田 そういう意味では，総合診療科を内科の中に入れるのではなく，救急でもなく，独立させる．重要ですね.

藤沼 機能していく上でそこが大きなポイントだと感じます．内科の中で必ず「総合診療って何やるの」と問われてしまうじゃないですか．そうすると内科の中のいろいろな疾患部の中で「これ，担当してください」という話になるだけなので，ジェネラルにやるためにはどうしても別じゃないと難しいと思います.

徳田 どうしても内科の中になると，内科の各グループというか，部門があって，そこが診ない人を診るという「その他内科」になります．教育のプラットホームとなるべきの Department of Medicine ではないですね.

藤沼 補集合＊みたいな.

徳田 補集合．A のダッシュですね.

藤沼 完全にそうです.

徳田 そういう科になる．自分たちのアイデンティティクライシスが「読者からの論点」にありましたけど，「その他」というのがアイデンティティクライシスになっています.

＊**補集合**
　補集合とは，補う部分のこと．「集合 A の補集合」というのは，「集合 A に属さない要素の集合」という意味で，これを記号 $\bar{A}$ で表す．例えば，全体集合 U を○○高校の生徒全体，部分集合 A を野球部員とすると は「○○高校の生徒で，野球部以外の人」となる.

藤沼 僕は絶対にそうだと思います．逆にいうと，僕らが総合診療科に肺炎で入院させるけど，肺炎だから絶対に呼吸器科という話ではないのです．独立部門の科に入院しているから，呼吸器科にコンサルトはするかもしれないけれど，あくまでその科の患者なんですよね．呼吸器内科にも肺炎の患者さんは入っているのですよ．なので，そういう点では別に両方でシェアしてもいいわけですよ．皮膚科と膠原病内科双方に膠原病の方が入院することが可能なのは，それぞれが独自部門だからですからね．

徳田 ところで，東京北医療センターはその方式なんですね．内科の中に入っているのではなく．

藤沼 いや，内科の一部門ときいています．

徳田 総合診療科が相対的に独立して．そこの主体性は自分たちで決めているわけですか．

藤沼 そういうイメージのようです．

■ 独立した department としての総合診療科のあり方が病院の中で鍵になる

藤沼 日本のコンテキストだと総合診療科が独自部門になる，あるいは一群標榜科になるってことがキーになると思っています．今，アメリカでプライマリケアコースの内科のレジデントが減っているという話で，昔ながらのそのあとに循環器に行くレジデントは普通にいつもどおりマッチしているそうなんですけど，いわゆる内科のレジデントが，終わったらそこで内科医として働くというコースの人は応募者がすごく減っているらしいです．

徳田　GIM が減って，ホスピタリストが増えているから．

藤沼　そうでしょうね．そういう感じだと思います．GIM がなんでそういうふうになっているのかというのは，OHSU の John W. Saultz 先生が言っていたのですが，簡単にいうと内科の一部門だからだと言うのです．内科の division として GIM があるので，自分たちを打ち出しにくい．内科の一部門だから学生からすると，スケール感として非常に小さく見えるそうです．プライマリ・ケアをやる時に，GIM をやるのか，family medicine かといった時に，family medicine が department だから，そちらのほうが大きく見えるのです．

徳田　そうですね．department．

藤沼　department だから．

徳田　こっちは division．

藤沼　そうです．division だから．

独立した department としての総合診療科のあり方が病院の中で鍵になる

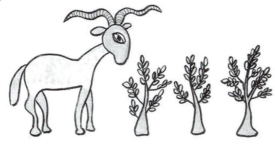

徳田 英語でははっきり分けていますよね．department の下に division です．

藤沼 そこは結構強い論点かなと思っていて，

徳田 弱く見える．確かに（笑）．

藤沼 科として独立しているかどうかはたいへん重要．

徳田 division ではなくて department を目指すべきだと．

藤沼 今，内科系の一部門として位置付けているところが多いじゃないですか．今後やろうとしても同じ．それだと先がないなと僕は思っています．だから少なくとも第1群標榜科になって，科として独立した構図をつくったほうがイケてると思います．

徳田 そうですね．第19番目の標榜科．標榜科としては，それは法的にも問題ない．

藤沼 問題なくなると思います．

徳田 やっていいんですよね．保健所に届けていいわけですね．

藤沼 はい．内科と同列になるはずなんです．よくそんな構図を許したなと思います．制度設計に関係している人たちと話していると，僕が言ったようなことは考えていないです（笑）．

徳田 department としてつくらせる．それは非常にシステム上，クリティカルな話です．真の Department of Medicine です．

藤沼 相当クリティカルだと思います．

徳田　「読者から寄せられた 62 の論点」の心配事はみんなそこにあるような気がします．

藤沼　認められていないとか．

徳田　不全感とか．

藤沼　だって眼科医が，「眼科，不全感があるんですよ」とは言わないです．内科の中の Division だと，肺炎の患者は呼吸器内科が診るのか総合診療が診るのかって，絶対，問題になる．総合診療科に紹介された肺炎の患者だから総合診療科が診ているというのだったら，それだけの話になるので，全然問題ない．

徳田　総合診療科が自分たちの提携先の地域にあればいいという．そこがベースです．それがなければ厳しいです．

藤沼　家庭医にとっては，それはそうとう Critical です．あと，普通に総合診療医が内科一般外来をやっていると，おそらく振り分けしなくてはいけないから，外来で診た肺炎の患者はまず間違いなく呼吸器内科に紹介すると思うのです．だけど直接総合診療科に紹介されたらそれは受けますよね．そちらでお願いしますと紹介者が言っているという話なので．だからそういう点で総合診療科は地域のプライマリの人たちと結託しないといけない．

徳田　そういう意味では，2015 年か，2014 年から始まった地域包括ケア病棟．あれはどうですか．

藤沼　うーん，あれは在宅のバックアップという意味合いがすごく強いので．

徳田　あまり検査とかできないですね．診療報酬が制限されています．

■急性期病棟の総合診療科は必要だ

藤沼 急性期をちゃんとやっている総合診療科はすごく必要だと思っています．

先日40代の女性で普通に市中肺炎と思って，これは外来でいけるなと思って診療所で診ていたのです．5日目ぐらいになっても自覚症状が全然よくならないので，これは変だと思って，夕方急に心配になって，こういう時は総合診療科だなと思って電話して，ちょっとこうなんですと言ったら，すぐ来てくださいという感じで，非常にありがたかったです．まあ，施設にもよりますが，専門科に電話かけると，○○検査はやったんですか，○○は使ったんですかと絶対に言われるのです（笑）．「いや，診療所なのでそこまでやっていません，すみません」と謝罪したりします（笑）．

徳田 尋問型ですね．

藤沼 そう，尋問型です．必ずこれをやったかやったかと聞かれるのです．

徳田 あとからCT取らざるを得ない．検査はあたり前となっています．

藤沼 困るんです．臨床経過を説明して，「ああそれは大変ですね，ご心配ですね」とは絶対に言わないのです．あれは本当にやめてほしいんだけど（笑）．

徳田 言わないですね．最後，「うーん，やっぱりうちじゃないんじゃないですか」（笑）．

藤沼 台東区の診療所に診療支援にいった時に，1人暮らしのお年寄りで下血だというので，診療所で看護師が「この人，いつもかかりつけだから連れてきちゃいました」ってことで，「ええ!? どういう人？」って

言いながら診察すると，もうすでにプレショック状態なのです．これはすぐ入院ですよと言って，原因もへったくれないからと言って，某病院に電話したら，「こちらで1人暮らしの年寄りが」と言うと，救急外来の人が「えっ？」って，いきなり嫌がるような．最初に事務の人が看護師に変わりますと言って，ERの看護師が出て，「ジギタールやられました？」と言うんです．

徳田 ERの看護師が？

藤沼 はい．「ジギタールやられました？」「やりました」みたいな．やっていないけど「やりました」みたいな（笑）．結構いろいろ質問されて．

徳田 ええ？ やってないけど「やりました」（笑）．

藤沼 「やってないです，それ」って何となく恥ずかしくて．看護師に詰問されて，「だって確かに下血したみたいだし，トイレで下血であることを看護師が確認しているので，間違いねぇんじゃね？」という感じなんですけど，「やりました」と言って，「じゃ，これから先生と相談します」と言って，2分ぐらい向うで話しているのが聞こえたんです．「あ，すみません，今ちょうど冠動脈検査の患者さんが来ているので，受けられないです」って，「おいおい，どういうことだ」って．東京の救急事情はそういうところがあります．

徳田 そうなんですか．

藤沼 大変なんです．「ジギタールやりましたか？」と言われた時に「あ，やってない」と思いましたけどね．まあそういう詰問が多いんです．「血算はいかがですか」って．「いや，うちで検査できないです」みたいな（笑）．

徳田 ブロックする理由が冠動脈造影検査中なんですか？

藤沼 「冠動脈疾患が来ている，今，ちょっと先生，手が離せない」です．「今，手が離せない」とよく言うんだけど，何の手が離せないのか分からない．今，ちょうど腰椎穿刺やってるから離せないのか，まあ，はっきりしないんですね（笑）．

徳田 そうですよね．30分後ぐらいには手が空くはずですからね．先日は，蜂に刺された患者の救急搬送が断わられていましたね．謝絶の理由は，当院は蜂刺傷の専門病院ではありません，ということでした．蜂刺傷の専門病院というのはあるのでしょうか．守備範囲が狭すぎます．

藤沼 大変なんです．東京の救急はそういうところがありましてね．非常に面倒なんです．

徳田 そういう点では，医師会とかいろんなステークホルダー的なところとうまく連携すると，病院の総合診療部門というか，department との交流が大事です．

藤沼 定期的な勉強会を face to face の関係でやっています．逆にそこと関わることによって，例えば風邪でフロモックス出したんだけど，熱がさがらないのでというような病院への紹介事例がともかく多いことを知りました．そういうのに対して，紹介元にフィードバックしているか聞くと，しないと病院の先生方は言うのです．

徳田 していないです．していない人が多いです．

藤沼 「当科ではそのような患者にフロモックスは適応がないと考えています」なんてことは書けないと言うのです．フィードバック返す時に．そこもちょっと問題だと思っています．

徳田 問題ですね.

藤沼 いろいろ言われているけど, 病院のほうが割とちょっと引いている感じがありますよね.

徳田 引いています. ポリファーマシーの患者も, せっかく薬を調整したんだけど, 退院の時は元に戻っているとかですね (笑).

藤沼 ポリファーマシーは入院して調整が有効な場合が多いですね. お世話になっている東京北医療センターでも切れるものは全部切るという方針とのことなので, 大体全部切られてかえってきますね (笑).

徳田 すごい. 素晴らしい.

藤沼 まずともかくやめてみようという感じなので. それはありがたいのです. なかなか外来通院でやめるのは難しかったりするから.

徳田 外来フォローしているドクターからするとありがたい話ですよね. そういう時に調整のきっかけになりますからね.

藤沼 面白いのは, あそこは薬調整入院も全然いいんですよって言っていただけるですよ. 薬をちょっと調整してほしいというのはありだと言っていました.

徳田 それもいいですね.

藤沼 あそこはレジデントも多いのです. 深夜も4～5人入っているし, EBM志向なので非常にやりやすいです.

徳田 勉強もできるし.

藤沼 ああいうところが地域ごとにちゃんとあると，ほんとにありがたいと思う．

■ 地域医療における病院の役割はあまり語られていない

藤沼 地域医療の時の病院はあまり語られなくて，大体地域包括ケアとか在宅ケアになってしまうので，過剰なナラティブというか，やたら物語的な話が多いので，そういう問題じゃないところを，ディスカッションしたほうがいいなと最近思っています．

徳田 成功モデルとして，東京北医療センターみたいなところがあれば，例えば厚労省が，臨床にそういう部門があるところはちょっと手厚くするとか．政府が本気でやろうと思ったらできますよ．本気を出せば．院内感染部門をつくったら何点とか，褥瘡ケアで何点とか，やっているじゃないですか．NSTも点数がついています．

藤沼 加算ですね．なんとか加算ね，あり得ますね．

徳田 地域医療総合部門みたいな感じで加算する．

藤沼 その時に思ったのは東京北医療センターは各科があるのですよ．それが結構重要なのです．じゃ小さい病院だったらいいかといったらそうでもなくて，そこから送らなくてはいけなかったりするじゃないですか．僕らからすると，実は総合病院における総合診療科が重要なんですよ．

徳田 送りやすい．

藤沼 送りやすい．連携して安心感がある．

徳田 ファンクションを持っていますからね.

藤沼 そうなんです.だからでかい病院ほど実は総合診療科が必要なんです.

徳田 ファンクションね.

藤沼 そこが分かっているところがあるかなというのをずっと考えているのです.でかい病院の総合診療科という意味合いというか.

徳田 「読者の62の論点」を書いた人たちがいろいろ不全感とか,クライシスと書いてるのですけど,一つは先生方のように病院の総合診療部門が非常にありがたいという,それがあんまり聞こえていないというのがあるのですね.

藤沼 そうかもしれないですね.ただ病院の総合診療科は人が少ないのかもしれない.東京北医療センターはかなり人が集まっているようです.レジデントがコンスタントに入っているときいています.

徳田 人数が常に一定いるのはいいですね.

藤沼 総合診療にはいつもジュニアとシニアがいるのですよ.

徳田 それはすごいですね.

藤沼 指導医クラスは3人なのですけど.シニアレジデントが多くいる.マンパワーもある一線を越えていくと急速にファンクションが高まる.だから人数は重要だと思います.

徳田 例えば大学病院なんかには難しいですかね.

藤沼 いや．大学病院も独自科で十数人いれば動くと思いますよ．

徳田 病棟を持っていない所が多いじゃないですか．

藤沼 別の科だったら問題ないと僕は思います．

徳田 入院患者を全く診ない総合診療科があります．ベッドは敢えてゼロにしています，という発言をよく聞きます．

藤沼 別の科だったら．

徳田 だけどつくらないところが多いですよね．

藤沼 それは連携が視野に入っていないからで，もしできれば大学病院が一番適所だと思うんですよ．

徳田 ですよね．大きいし，ファンクションもあるし．

藤沼 前の話になりますけど，強皮症を皮膚科で診ているところもあるでしょ．

徳田 ありますね．

藤沼 皮膚科で診ているし，SLEも皮膚科にもいる場合があるし，内科にも入院したりしていますよね．これが，まあお互い言い分はあるとは思うんですけど，根本的にバッティングとかしないのは科が違うからです．だから人がいて，協力関係があって外とつながっていれば間違いなく機能すると思うんですけど．

徳田 そうですね．どうもその一線が越えられていないところが多いですね．みんな，おそるおそるベッドを持つか持たないか，それが問題だ，と悩んでいる．

藤沼 いろんな病棟にバラバラと少しづつ持ってたりしています．本来何が求められているかということが，なかなかイメージでしにくいのかもしれないです．

徳田 埋没していますね．特に内科の部門の中で補集合的になっています．

地域医療における病院の役割はあまり語られていない

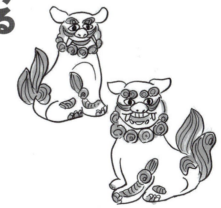

■ 地域医療の一番のキーは病院の総合診療だ

藤沼 とにかく内科の一つの部門になったらダメなんじゃないかなあ．完全に各科の専門医がコンサルタントとして機能していて，内科は全体に全部ジェネラルだというのだったらそれでもいいのですけど，そんなところは日本にないじゃないですか．だからそういう点では別の科にしないとちゃんと機能しないように思うんだけどなあ．だから僕は地域医療っていうか，地域包括ケアにおける垂直統合の一番のキーは病院の総合診療だと思っているんです．そこがどのくらいちゃんとファンクショナルになるかというところですごく変わってくると思います．

徳田 そういう意味では今度新しく専門医制度ができれば，そういうのがしっかりキャリアとしてあるというと，病院で勤務したいという若い人が出てくると思います．

藤沼 多いです．

徳田 総合でやりながら．

藤沼 病院が好きという人は多いです．とりあえず職場としての病院が好きだからという人は多い．

徳田 病院のファンクションを利用したり．

藤沼 いや，若い人は寂しがり屋が多いのです（笑）．いろんな人の中にいたほうが安心という人が多いのです．病院好きな若い医療者多いですよ．

徳田 巨大な病院にいろんな設備もあるから，そこに乗っかってやりたいと．

■ 補集合だと不安から逃れられない

藤沼 そういう点では国立病院機構東京医療センターの総合内科はすごいですね．総合内科というふうに独立している．確かに内科の部門ではあるんですけど，総合内科で百床近いベッドを持っていて，病院の部門では一番ベッド数が多い．なので，全然誰も文句いえない．そのボリュームで．

徳田 最大グループだから．

藤沼 最大グループなのでということです．あと，やっぱりすごく個性的で優秀な指導医が複数名いらっしゃって，レジデントへの教育内容がとてもすばらしいですね．

徳田 名前は総合内科なんですか．

藤沼 総合内科です．もともとこの部門を設立された院長先生の方針がいまも生きていて，システム上そうなっているので，ほとんど全部シェアしている．振り分けも全部．だけど，それだけ巨大でも，不安もあるみたいですよ．

徳田 ここでもアイデンティティ・クライシスですか．

藤沼 どんなに部門が大きくても，でも，とてもおおきな補集合かな？と不安になるレジデントもいらっしゃるようです．

徳田 その論点は面白いですね．

藤沼 とにかく別集合にするのが一番いいんですよ．

徳田　そういう意味では今度19番目の領域ということで認められると，あれは内科として別になっているじゃないですか．

藤沼　そうです．別です．

徳田　基本領域として．

藤沼　そうなんです．たいへん革命的なんです．

徳田　そのシステムがスタートすれば，みんな普通にそういうシステムだからということで受け入れて，一気に広がる可能性がありますね．

藤沼　あります，あります．

徳田　その方向にね．

藤沼　だから科としての独自の管理体制を敷くという形に普通はなるはずなんですよ．

徳田　独自性が出せますしね．

藤沼　どんなに少なくたって，リハが整形に取り込まれているというところは通常はあまりないですよね．1人だって絶対に別の科で1人で管理しているはずですよ．

徳田　リハはそうですね．

藤沼 産婦人科も1人しかいませんといったって，じゃ小児科と一緒にやってくれませんかという話はほとんどないわけなので．

徳田 ないですね．

藤沼 それと同じことが起きるかなと思っているのです．

徳田 我々としてもそれを期待したいですね．

藤沼 期待していますね．ただ，今，実態がないところでプログラムをつくっているところは，内科の指導医がプログラム責任者になっているというケースが結構多いですよね．

徳田 今，出しているところ．

藤沼 今，プログラムを出しているところはこれまで総合診療の教育をやっていなかったところが多いですから．そこがちょっと，おそらく内科の部門として取り込まれていくところと，そうじゃないところもあるだろうなと思ったりします．

徳田 この補集合理論というのは面白いですね（笑）．

藤沼 本チャンがこんなに小さくて，補集合がこんなにでかいのに，みんな不安に思っているというわけの分からない話になっているのです．

対話篇
Dr. 藤沼　vs　Dr. 徳田の
「ジェネラリスト教育原論」

5．医の倫理と
プロフェッショナリズムの論点

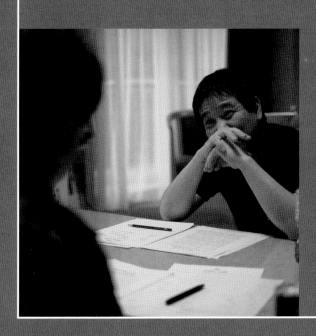

⑤医の倫理とプロフェッショナリズムの論点

(ジェネラリスト教育コンソーシアム協力の諸先生 13 人からから寄せられた論点)

Q1：倫理観やプロフェッショナリズムをどのように教えるのか？身につけてもらうのか？

Q2：なかなか，プロフェッショナリズムは教育しにくいですが，具体的には藤沼先生，徳田先生はどうしておられますか．

Q3：いまのように個々が認められたいという希望と地域性はずれているようにも感じます．

Q4：人間ドック，健診，検診などには，本来医学的に不適切な検査項目があります．これらを日常的に行わざるを得ない（町，国，会社からの需要はある）ことに対して，どのように対峙していけば良いのでしょうか．

Q5：診療所経営と医の倫理・プロフェッショナリズムの両立の難しさを感じます．何も考えずに患者さんのことを思ってやっていると，経営的には不利なこともあるようです．コツを教えて下さい．

Q6：HPV ワクチンの問題について，結論が宙ぶらりんになったままですが，われわれジェネラリストはどのような態度をとり，市民へはどのように説明するのが良いと思いますか．

Q7：医師会には，専門を持っていた方がいいし，ジェネラルは医師会員のほとんどがそうだという考えの医師が多いのですが，今後，変わっていくのでしょうか？

Q8：最終的に専門医との連携や，専門医への橋渡しが重要な役割と考えていますが，どのようにすればうまくいくのでしょうか？

　医の倫理，プロフェッショナリズムの重要性が叫ばれる一方，医療の現場でモラルの欠如では言い表せない医師，信じられない事件が生じることも少なくありません．しかし，倫理やプロフェッショナリズムは，おそらく卒業時や研修修了時など通過点で評価し切ることはできないものと思われ，生涯にわたって問われ続けることが重要なのだと思います．そのために，生涯教育，再認定制度，CPD といったシステム上の整備も喫緊の課題ではあります．

Q9：医の倫理，プロフェッショナリズムを，Generalist 自身が高めていくためのドライブとしてどのような工夫が挙げられますか？学生，研修医などの初学者へのアプローチ，中堅からベテランへのアプローチについて教えて下さい．

Q10：医師として相応しい人間性を持っていることは基本的に患者に対して包容的でなければならない．医師としての人格形成はできれば医学部における医学教育で行わなければならないが，実際には現場での経験や体験を通して涵養されていく性質のものでもある．特に臨床面での困難な症例や行動変容を求められる難しい患者に応対するときには医師自身の患者に対する心理のあり方も含めて振り返りを行い気づいていくことも多い．患者との激しい心的葛藤や陰性感情を経験し，さらには医師同士での葛藤（指導医と研修医との対立）も経験しながら医師としてのプロフェッショナリズムを形成していくことが求められている．そういう意味では医療安全管理能力，診療録記載能力，インフォームドコンセント，個人情報保護に係る医療制度の理解も当然不可欠な知識として求められる．医療の現場での多くの委員会活動や多職種協働の場での交流を通しての活動からも医師としての倫理やプロフェッショナリズムは涵養されるものと考えている．

Q11：ジェネラリストは時に各専門科への相談窓口になってしまうときがあるが，そのような中でも自分たちの自律性・プロフェッショナリズムを保つためにはどうする？

Q12：明らかに医師に向いていない人への教育方法は？

Q13：振り返りは有効な手法だが，利点ばかりではないと思います．利点と欠点につき論じてほしいです．

徳田 医学教育のプラットホームとして総合診療部門，総合診療 Department of Medicine は理想的と思います．地域医療のテーマに引き続き，医の倫理とプロフェッショナリズムを学ぶ場としても重要と思います．

藤沼 日本内科学会でプロフェッショナリズムを取り上げています．いくつかの論文を読んだのですけど，あれはどういうふうに教育するつもりなのかなと思います．あそこに出ている内科学会のいろんなガイドラインみたいなのがありますが，あれは座学でやるのですか．

徳田 あれを具体的に目に見える形でどうこうというのはあまり見たことがないですね．

藤沼 先生はどの辺が問題だと思いますか．

徳田 数年前まで，認定内科専門医会という団体がありました．日野原重明先生らが中心となって作られました．その会は定期雑誌も発行していました．また，その会では各地域ブロックで定期的に勉強会外来が行われていました．私は当時，沖釣りをしたりしていましたが，年2回は九州ブロック会に参加していました．九大病院や熊本大病院などで行われていましたね．そしてそこでは，かなりハイレベルなプロフェッショナリズムの議論が行われていましたね．しかしその後，内科学会という法人の中にそのような別法人的なものがあるのは問題であるという意見が出て，認定内科専門医会の勉強会も定期雑誌も無くなりました．名称は総合内科専門医になりました．日本内科学会雑誌の中に，総合内科専門医のページというコーナーがある程度ですね．総合内科専門医はその後，数は増えましたが，独自の活動レベルは残念ながら無くなりましたね．日本内科学会総会では，最新の病態解明についての議論はありますが，プロフェッショナリズムの議論はほとんどみないですね．

■ 深く浸透している COI（利益相反）

藤沼 COIに関していうと，それって驚くほど深く浸透していますよね．つまり影響力というか．あの辺は一番問題だなと思っています．

徳田 今も浸透していますね．

藤沼 今も深く静かにあるみたいですね．薬剤メーカーがスポンサーの講演会で講演する人の報酬も結構大きいし，あと結構な数の教員が雇用されているんですよね．

徳田 教員が雇われているって，寄付講座？

藤沼 寄付講座ですね．

徳田 そのバイオ製剤の製薬会社の？

藤沼 そうです．寄付講座の特任教員は結構ふえてると思います．実際に製薬会社の寄付講座というと，COIが根本的に問題になりますよね．そういう点でいうと，深く静かに浸透し続けていてちょっと暗くなります．

徳田 その点，あんまり誰も言わないですね．

藤沼 はい．確かに日本プライマリ・ケア連合学会でランチョンセミナーをやめたとかいうのは，いくつかの他学会は衝撃をうけたらしいですけど．たまにメジャーな学会のランチョンとかいくとすごい．まあまったく弁当が違いますからね（笑）．一大イベントですよね．なんでみんなあんなにいそいそ学会に行くのかといったら，おそらくそれもあるのかなと思ったり（笑）．僕は学会に行って足もみ器を買いました（笑）．

展示会場みたいなところで，「あ，これいいな」と言って，それぐらいしかないですけど．まあ，COIの問題は非常にポイントかなと思っています．

徳田　臨床研究も医師主導とか言いながら実態はそうじゃなかったわけです．Good Clinical Practice という名称でしたね．良い診療行為，ということですが，実態はデータ管理が全部製薬会社．結構そういうのは浸透していますね．しかもあんまり反省がない．だから東京大学の学生グループが公開質問状を出したというようなことがありました．あれもうやむやになっていますね．アンジオテンシンⅡ受容体拮抗薬（ARB）はかなり使われていますね．売り上げがそのまま国民医療費に反映しています．

藤沼　絶対，反映してると思うなあ．

徳田　ARB＞ACEIのエビデンスはありません．しかし，みんなARBを使っていましたね．こういうのも，プロフェッショナリズムから考えるとどうなのか．私は，肺炎予防などの見地からみると，むしろARB＜ACEIであると指導しています．

深く浸透しているCOI

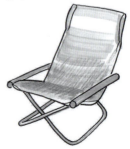

Q：倫理観やプロフェッショナリズムをどのように教えるのか？身につけてもらうのか？　具体的には藤沼先生，徳田先生はどうしておられますか．

■ 毎月達成できたことを必ず10個挙げる

藤沼　僕は，一番重視しているのは月1回，ひと月の進捗状況を報告させて，それをじっくり聞くということをやっているのです．毎月やらせるのです．

　今月，自分として非常に達成できたことを必ず10個挙げろと，どうもうまくいかなかったことを10個挙げろと，これが一番ポイントなんです．例えば「今月ローテーションで新しい病棟に入って，システムがちょっと違うので，いろいろ看護師さんと齟齬を起こしたけど何とか解決しました」というのが出てきたとします．ふつうの指導ではそういうのはスルーされるのです．「あ，そうですかと．大変でしたね」と．だけど僕は徹底して追及する．何がどうなって齟齬を出したのかをちゃんと言語化しろというのです．そこを言語化してくれと言い続けることを十数年やっている．

　そうすると，自分としてはその時慣れない環境だったのだけど，何となく分っているような気持ちでいたが，看護師さんが以前からいるスタッフのような感じで僕に接してきたから，「分からないです」と自分で言えなかったとか，「システムよく分からないから教えてください」と言えなかったとかということになってくると，コミュニケーションの問題とか，連携の問題とか，チームの問題になっていくので，そういうことをいちいち言語化させます．漠然と「嫌な思いをしました」とかというのは絶対それはダメ．

徳田　具体的にどういうやり取りをしたのか，何を思ったかということですね．それは重要ですね．

藤沼　そういうことを通じてやらないと，なかなかこの辺は具体的にいかないだろうなと思っているんです．

■ 倫理的なケース別ディスカッションを行う

徳田 私の場合はケース別ディスカッションというか，ケースを出してもらって，普通にメディカルな話をするのですが，できるだけ倫理的なことのディスカッションをするようにしているのです．

みんなでディスカッションをやる時に，亡くなられた白浜雅司先生がつくった四分割法＊を実際使います．白浜先生の素晴らしい仕事ですね．

＊医療倫理の四分割法

Medical Indication　医学的適応
(Beneficience, Non-malficience: 恩恵・無害)
チェックポイント
1. 診断と予後
2. 治療目標の確認
3. 医学の効用とリスク
4. 無益性 (futility)

Patient Preferences
患者の意向
(Autonomy: 自己決定の原則)
チェックポイント
1. 患者さんの判断能力
2. インフォームドコンセント
　　（コミュニケーションと信頼関係）
3. 治療の拒否
4. 事前の意思表示（Living Will）
5. 代理決定（代行判断，最善利益）

QOL
(Well-Being: 幸福追求)
チェックポイント
1. QOL の定義と評価
　　（身体，心理，社会，スピリチュアル）
2. 誰がどのような基準で決めるか
　　・偏見の危険
　　・何が患者にとって最善か
3. QOL に影響を及ぼす因子

Contextual Features
周囲の状況
(Justice-Utility: 公平と効用)
チェックポイント
1. 家族や利害関係者
2. 守秘義務
3. 経済的側面，公共の利益
4. 施設の方針，診療形態，研究教育
5. 法律，慣習，宗教
6. その他（診療情報開示，医療事故）

倫理的なケース別ディスカッションを行う

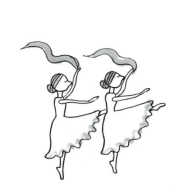

徳田 少人数でやる場合は，プロフェッショナリズムについて，case based discussion 方式で，一人ひとりの意見を聞くという方式でやっています．ドクター間コンフリクト，あるいは医師と医療スタッフとのコンフリクト，あるいは「ブラック患者」と呼ばれている人たちとのコンフリクト，など事例は多数あります．それぞれの対応とかを突き詰めていくと，プロフェッショナリズムの意識が出てくる．

藤沼 僕も同じですね．

徳田 スモールグループでやる時にいいのは，その場でみんなの意見が聞けること．あなたはこう思う，わたしはこう思う．そして指導医なりのフィードバックを与える．

そこで思うのは，hidden curriculum の影響の大きさです．みんな近い先輩医師の態度を真似しているというところがあるのです．シニアレジデントとか，若手のドクターのやっている behavior．そういう行動や態度，そういうのがプロフェッショナリズムや倫理では結構大きなファクターかなとなります．若手医師やシニアレジデントも一度そこまでなってしまうと，なかなか行動変容は難しいという印象があります．卒後5～6年までにそのスタイル，その attitude を身につけてしまう．そこが非常に重要ポイントだと思います．

藤沼 先ほどの僕に詰問してきたERの電話の向うで「もういいや，それ断ろう」とか指導医がいうのをもしレジデントが見ていたら（笑）．

徳田 Hidden curriculum.

■ プロフェッショナルのためのスキルを教えよう

藤沼 まさにHidden curriculum．「口では地域連携をうたいながら断っているじゃないか」ということを学んでしまう．「受けられるはずない．断って」みたいな．プロフェッショナリズムに関して技術的にいうと，一番重要なのは人のフィードバックをちゃんと受け入れられることと，人にフィードバックできること．フィードバックというのは指導というだけではなくて，間違いの指摘とか，それをコミュニケーションのスキルを使いながらきちっとできると，おそらくそういう人はプロフェッショナルだと思っているのです．人からの批判とかに，すぐ「いや，そうじゃなくて」と言い訳をするのではなくて，ちゃんと聞いてから応えるというのができるというのが一つ．

■「患者のために一肌脱ぐ」というカルチャーが必要だ

藤沼 あとはすごいシンプルに言うと，「患者のために一肌脱ぐか」みたいな感じという雰囲気がスタッフにあるところでは大丈夫かなと思っています．

徳田 カルチャーですね．

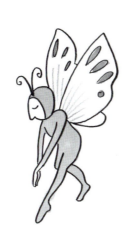

「患者のために一肌脱ぐ」というカルチャーが必要だ

藤沼 僕の場合,最初の内科医の指導医がすごくそういう人だった.僕は医学にそんなに興味がなく大学を卒業してしまったので,最初の指導医がすごくよくて影響を受けました.

徳田 そういうカルチャーを出していた.

藤沼 僕が影響を受けたのは,前述の外科医と指導してくれた内科医の2人です*.

徳田 総合部門的な指導医のもとでは,そのような勉強は効果的に行われますね.

藤沼 確かにインターベンションのスーパードクターが「便,出てない」なんて言う印象はまったくないですね(笑).そういう感じはほとんどないだろうと思います.看護的なそういう感覚はすごく大事です.入院中のケアの側面をディスカッションする雰囲気をつくるのはたいへん重要だと思います.そこをちゃんと評価してあげる.

＊僕が学んだプロフェッショナリズム

　今でも覚えているが，最初に受け持った患者さんが SLE の人だった．患者についてのプレゼンとかする．自分ができることを示したい．いろいろ勉強してきたデータを揃えて，データがこうでこうでと言って，最初の回診の時に，結構いろいろ詳しく調べたし，僕の評価はどうかと思った．ところがそのことはまったく褒められず，「この患者さん，入院してから 1 週間ぐらい便が出てないけど，これどうしたの」と聞かれた．僕は便が出ていないというのはまったく知らなかった．それ聞かれて，「え，あ…」みたいな感じだった．ずっとそれ聞かれて，要するに患者が今どうなのかとか．僕は患者という素材を使って病気を勉強するのが研修だと思っていた．ずっとその発想だった．患者が退院したがっているとか，そういうことに興味ないわけである．「病気治っていないから退院できるわけないじゃないですか」とか言ったりしていた．ところがその指導医に「それはなぜだ」ということを問われる．そんなこと卒前で問われたことないので，何のことかと最初は分からなかった．

　今考えると，指導医の先生はおそらく患者が入院中ちゃんと安楽に過ごせて，気持ちよく帰れるにはどうしたらいいかを考えている．それは鍛えられた．そのまま大学病院に残ってやっていたら，その姿勢には変わらなかったような気がする．患者という素材を使って病気を勉強し，研究するのが医者でしょという姿勢だった．その指導医の先生は，「たまたま SLE になっちゃったこの患者さんを勉強してください」という感じだった．そこはたいへん影響を受けた（藤沼康樹）．

■ ロールモデルからプロフェッショナルとしてのこころ構えをつくっていく

徳田　プロフェッショナリズムの時に引用される，ロールモデル的ドクターのいろいろな重要な言葉や発言を探すのが私は好きです．日野原重明先生がいつも出されるオスラー（William Osler，1849-1919）先生とかね．その中に『平静の心』＊という本があります．今，何度も読み返して，とてもいいことが書かれていることが再発見できるのです．

＊指導医の資質と平静の心

　臨床医学の父オスラー先生は，1889 年 39 歳でペンシルバニア大学を去った．このときの卒業式での講演（平静の心 Aequanimitas）において，医師にとり沈着な姿勢に勝る資質はない，と述べた．これはむしろ指導医の資質と考える．

すなわち状況の如何にかかわらず冷静さと心の落ちつきを失わないことを意味し，急変の最中における平静さ，重大な危機に直面した際に下す判断の明晰さ，何事にも動じず，感情に左右されない資質が指導医として重要である．

もちろん，沈着な姿勢を真に完璧なものにするためには，幅広い臨床経験と最新の医学知識を継続習得する努力が必要である．なかにはいつもイライラあるいは激怒し，それを表面に出す医師もいる．日常臨床で発生する緊急事態に狼狽し，取り乱す医師，こういう指導医はたちどころに研修医の信頼を失う．臨床指導医を目指す医師は，ローマ人の座右の銘である「平静の心 (Aequanimitas)」を常に胸に抱く必要がある．常に「平静の心」の状態にいる指導医は，現場での判断が適切であり，患者や家族，研修医からの尊敬と信頼を勝ち取ることができる．（徳田安春ブログより転載）

徳田 なぜ『平静の心』が本のタイトルになっているかというと，その1ページ目に，「医師にとってもっとも重要な資質とは平静の心である」と書いてある．そこからスタートしているのです．その「平静の心」というのは，例えば糖尿病の患者さんを診て，自分の食事指導，栄養指導，あるいは服薬をなかなか守れない患者さんがいたとする．それでその患者さんが医師の指導を守らなかったことに対して怒りを感じたり，ストレスを感じたりして，医師・患者関係がどんどん悪くなっていって，最終的にドロップアウトするという患者と医師がいる．

あるいは，医療チームの中でも自分の指導を守れなかった研修医に対して暴力をふるう指導医もいる．最近は減ったと思いますが，藤沼先生が先ほどおっしゃったフィードバックのカルチャーです．自分が言ったことに対して「別の考えもあるよ」と言われただけで憤慨する医師たちがいます．

藤沼 徳の少ないエラい先生はフィードバックを全然受け入れませんからね（笑）．

徳田 そういう意味では今こそオスラー先生の本です．欧米でも，"The Quotable Osler"（American College of Physicians，2007）という本が出て，役に立つ言葉と英知を若い人に与えています．そういう意味ではいいロールモデルというのは昔の人でもいいのです．日野原先生が

1940年代にオスラー先生を再発見した時には，オスラー先生も亡くなられていました．1919年12月に肺膿瘍で亡くなられています．若い医師は，過去の人からロールモデルを発見すべきです．

　私は，ロールモデルとメンターは違うと思っています．メンターからは直接のフィードバックをもらったり，メンタリングしてくれる相手ですよね．ロールモデルは死んでいてもいい．ロールモデルからメンタリングは受けられないんだけど，その人が残してきた言葉や英知，生き様を追いかけていって，その人をモデルにして，自分のプロフェッショナル・マインドをつくっていくのにこれほど効果的な方法はありません．その意味で，医学部では医学史を教えるとよいですね．

藤沼　徳田先生は，若い人たちにとって，ロールモデルでありメンターでもありますよね．

> その人をモデルにして，自分のプロフェッショナル・マインドをつくっていくのにこれほど効果的な方法はありません．

対話篇
Dr. 藤沼　vs　Dr. 徳田の「ジェネラリスト教育原論」

6. 若手ジェネラリスト医師のキャリア

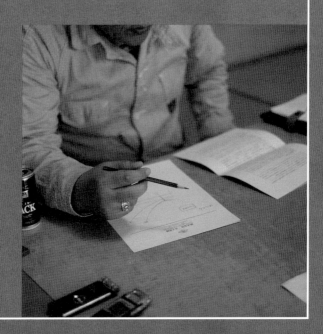

⑥若手ジェネラリスト医師のキャリア

(ジェネラリスト教育コンソーシアム協力の諸先生 13 人からから寄せられた論点) 5

Q1：倫後期研修修了以降，ジェネラリストならではのキャリアパスはどのようなものがあるか？

Q2：総合内科・救急医に興味はあるけれど，やっぱり続けていけるか自信がなくて専門科に進む若手が多いと思います．総合内科医・救急医（および他の Generalist）のアイデンティティー確立のためには今後どうしていけばよいでしょうか．

Q3：有名にならずとも認められるような個々のキャリア形成がない限りこのお祭りのようなムーブメントに関しては去ってしまうと思います．それでもよいとは思いますが，そのあたりについて先生方の見解はありますでしょうか？

Q4：generalist 志向で研鑽を積んできて 3～5 年目くらいでアイデンティティ・クライシスに陥る医師によく遭遇し相談を受けます．Subspecialty（その分野ではその専門医に負けないレベルで）を持つこと，診断推論のトレーニングをしかるべきところで行うこと，超音波や内視鏡の技術を身につけること，今やりたいことをやることなど，相談者に応じていい加減に回答しておりますが，先生方はこのような悩める若者にどのようなアドバイスをしていますでしょうか？
　自分自身，学生時代から generalist を目指して卒後 20 年目ですが，いまだに自分のキャリアパスを見いだせておりませんので，そもそもそのような相談に回答すること自体おこがましい気もしておりますが．

Q5：総合診療医専門医を取得した後にさらに専門分野を持った方がいいのでしょうか？若手 Generalist 医師のキャリアを広げていくことは，これからの社会的な課題だと思います．Generalist として第一線に立つことも，もちろん重要なキャリアですが，教育やプライマリ・ケア研究にシフトしたあり方は充分考えられますし，Generalist にとっては，常に教育，研究に携わることが重要であるかもしれません．これまでにあまり見られなかったキャリアとしては，Generalist が都道府県や市町村に直接コミットメントしていき，プライマリ・ケアの知見と行政をうまく結びつけることだといえます．

Q6：若手 Generalist 医師のキャリアを拡充していくためにベテランや中堅 Generalist が今，為すべきことはどのようなことでしょうか？

Q7：病院総合医が日本で発展するために必要と思われる課題をお教え下さい．特に大学病院など規模の大きな組織内での役割の構築についてお願いいたします．

Q8：初期研修医2年間後は総合診療専攻医として3年間研修するか，総合内科専攻医として3年間研修するかでキャリア形成が異なるかもしれない．しかし，総合内科専門医を後期研修で取得できた医師に対しては総合診療医として活躍できるように2年間の研修期間で総合診療専門医が取得できるようにしても良いのではと考える．総合診療専門医はやはり6つのコンペテンシーを達成するための症例検討（ポートフォリオ症例経験）が必要となるための期間としては最低3年間と考えるが内科症例は総合内科専攻医で経験しているので2年間の研修期間で良いのではないかと考える．逆に総合診療医専門医が総合内科専門医資格を取得する場合には2年間の研修期間で総合内科専門医が取得できるようにダブルボード制にした方が地域医療を担う医師の確保という観点から良いと考えている．

Q9：病院で働く Generalist は，キャリアパスが立てにくい・分かりにくいとの意見があるが，今後どのようになるか？

Q10：大学，病院，診療所でそれぞれのニーズに合わせて診療・研究を行っているように見えますが，もっと別の視点の，広い視野での活躍の場があったほうがいいと思います．どのようなキャリアが想定されますか？

（以上）これらの質問は，ジェネラリスト教育コンソーシアムにご協力いただいている下記の先生方から，この対話篇で論じていただきたい論点をお寄せいただきました．御礼を申し上げます．

水野 篤　　北野 夕佳　　杉本 俊郎　　栄原 智文　　金井 貴夫　　北 和也　　星野 啓一
朝倉 健太郎　木村 琢磨　　綿貫 聡　　本永 英治　　朴澤 憲和　　横林 賢一

Q： 後期研修修了以降，ジェネラリストならではのキャリアパスはどのようなものがありますか？

■ 特別関心があることを設定するとより楽しくなる

藤沼 ジェネラリストはどこでも欲しがっています．ただ，僕は慎重によく見たほうがいいと思っています．病院の姿勢とか，そういうのをちゃんと見たほうがいいと思います．総合診療科として独立して活動している所はすごく重要だし，少なくともトップがそういうふうに位置付けていることは非常に大事です．

徳田 院長ですね．リーダーの認識が大切ですね．

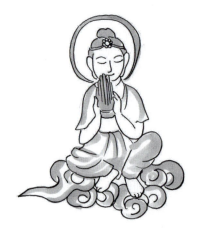

キャリアパスの場合，若い時からジェネラリストで行くという時は，プラスアルファの部分，これは専門性という意味ではなくて，スペシャル・インタレストというか，特別関心があることを設定するとより楽しくなると思います．

藤沼 まあ,そうですね.ちゃんとやりますというところをきちんと見て,そういうところで働くのはすごくいいかなと思います.それからキャリアパスを考えた時に,場所はさっき言ったように,大病院から診療所までいろんな職場がありますから,食えなくなるということは全然心配する必要はない.

　キャリアパスの場合,若い時からジェネラリストで行くという時は,プラスアルファの部分,これは専門性という意味ではなくて,スペシャル・インタレストというか,特別関心があることを設定するとより楽しくなると思います.それは研究でも教育でもいいですし,人によってはある特定の疾患の管理を追究するというのでもいいと思います.

　僕が仲のいい英国のGPは,スペシャル・インタレストは schizophrenia だと言っていました.要するに統合失調症の地域ケアに非常に興味があって,そういう人たちのケアはすごく追究していましたね.スペシャル・インタレストとしてプラスアルファで特別追究してもいいと思います.ただ,サブスペシャルとして呼吸器をやることは,あまり現実的ではないと思いますし,呼吸器病学はそんなに甘くない.ジェネラリストでしかも呼吸器全般に詳しいということは,とんでもないスーパーマンでないとあり得ないので.例えば子どもの気管支喘息の日常管理をすごく頑張ってやるといったり,そういうのをちゃんと指導するいろいろな工夫をしたりとか,そういうものの勉強会をやったりするのはいいと思います.

徳田 どっぷりサブスペシャリティをやるというのではなくてね.

藤沼 どっぷりというのではなくてですね.そういうのはいいなと思いますね.

■ 得意分野を持つことができるのが総合系の魅力

徳田 私も，同じようなことをよくアドバイスしています．若手はみんな専門性と言った時に臓器別を考えるのです．何か organ の専門分野を持っているかどうかと．だけど総合も専門です．基本領域にもなります．また，横断的カリキュラムという言い方があったりしますが，例えば，臨床推論，救急，集中治療，ICT，病理，動機づけ面接，認知行動療法，漢方鍼灸，倫理，EBM，臨床研究，医学教育，社会疫学．臓器別でない横断的カリキュラム，そういうキャリア，そういう得意分野を持つことができるのが総合系の魅力です．

それぞれロールモデルとなる総合系のドクターはみんな，そういう分野を持っていますね．臨床推論が好き，コミュニケーションが好き，などです．あるいは，リサーチ，あるいはリサーチの中でも質的研究とか，経済的なこと，医療経済学など．

藤沼 その辺りのことはジェネラリストの診療と直接つながっちゃうので素敵なんですよね．例えば前に述べたように，心臓外科の先生が研究として質的研究をやっていますと言うと，妙な感じがするのですが，それは二重生活になるのですね．まったく頭を切り替える．昔やっていた，昼は臨床行って夜はラボに行くとか，まったくの二重生活に似ている感じになりますが，ジェネラリストの場合は追求する分野がたとえば人文社会科学系だったり，公衆衛生系であってもほとんど全部実臨床とつながるので，何をやっても自分のためになってしまうというところがすごくあります．

あと，専門としては子育てやっていますでもいいと思うのです（笑）．子育てを非常に追究していると，それは自分の診療にも実はかなり影響するので，まあ，そういう自由さがあったりします．

徳田 普通の生活でも勉強になる．楽しいですね．

藤沼 なのでとにかくハッピーにやったらどうですかというのが，基本的には一番の推奨です．

Q：有名にならずとも認められるような個々のキャリア形成がない限りこのお祭りのようなムーブメントに関しては去ってしまうと思います．それでもよいとは思いますが，そのあたりについて先生方の見解はありますでしょうか？

藤沼 これもピンポイントで僕が答えるのは「総合診療科を確固として独立させる」，ただそれだけです．それがこの手の疑問にはほとんど解決になると思います．

徳田 そうですね．標榜科として認めればよいのです．

藤沼「総合診療科は当院にはあるけれど，今現時点ではスタッフはいませんが科はあります」というのがあっても，まったくいいのですよ．そのくらいそこをプロモーションしたいと思っています．

徳田 例えば，今，皮膚科のドクターはいないけど皮膚科という標榜科はあります．そういう科は保健所に出しています，などのように．そう言えばいいのです．

Q：generalist 志向で研鑽を積んできて3〜5年目くらいでアイデンティティ・クライシスに陥る医師によく遭遇し相談を受けます．Subspecialty（その分野ではその専門医に負けないレベルで）を持つこと，診断推論のトレーニングをしかるべきところで行うこと，超音波や内視鏡の技術を身につけること，今やりたいことをやることなど，相談者に応じていい加減に回答しておりますが，先生方はこのような悩める若者にどのようなアドバイスをしていますでしょうか？
　自分自身，学生時代から generalist を目指して卒後20年目ですが，いまだに自分のキャリアパスを見いだせておりませんので，そもそもそのような相談に回答すること自体おこがましい気もしておりますが．

藤沼 アイデンティティ・クライシスもさっき言ったように，補集合だと絶対にアイデンティティ・クライシスになる．

徳田 補集合にいる限り永遠に自分探しになってしまうわけですね．主体性がないですからね．総合診療部門 Department of Medicine を作ればよいのです．

藤沼 ちゃんと科として独立しつつ，科の人たちとして徒党を組むのは非常に重要だと僕は思います．

■ 総合系ほど長続きできる，選択肢が豊富な科はない

徳田 そういう意味では総合系は，例えばスポーツ医学をやっている人もいますし，いろんなことに手を出せる．病気に特化してこの病気について勉強していきたいというのもいいし，こんなに自由に動けて，しかも一生かけてできる．

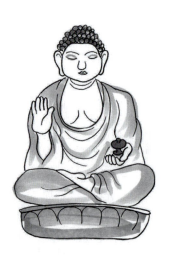

臓器別でない横断的カリキュラム，そういうキャリア，そういう得意分野を持つことができるのが総合系の魅力です．

例えば脳神経外科を選択したドクターが，バリバリの脳外科の手術をするのは長くても30年程度です．普通は20年ぐらいでしょう．どんなに長くても30年．でもそのあと，医者としての寿命は残っていますね．
　医師のライフスパンを考えればよいのです．60歳代からは海外で医療を行って，70歳代からは国内の離島で医療を行うなど．総合系医師だからこそできるライフプランですね．医師が高齢化したところまで考えていくと，総合系ほどこんなに長続きできる，選択肢が豊富な科はないでね．

藤沼　バリエーションがすごい，多様性があります．自分らしいスタイル，Own styleをつくることができると思うんです．まあ，キャリア選択の多様性ということだと思いますけど，それはポジティブに捉えたいですね．そういう点では実はあんまり心配していません．

徳田　現実にはサブスペシャリティに行く人たちのほうが実は心配なんです．例えば某臓器別外科と総合系とどちらを選択するかと迷っている研修医から相談を受けます．「総合系は将来が不安です．ちゃんと確立したサブスペシャリティに行ったほうが安心だと思うのですが，どうですか」といいます．それに対して，私が上記のようなことを言うと，確かにそうだなと．バリバリ手術できるのは20年ですよ，そのあと，あなたどうするのですか．また，その時に医療システムが変わって，臓器科では開業できないかもしれませんよとか，医療システムがどうなっているか分からないのです．今のように自由に開業できるというのがあり得るのか．

藤沼　ダブルボードというか，例えば総合診療の専門研修をやった後に，内科の資格も取れますよという構図をつくるとか，それはそれでシステム的にはつくれるのですけど，それで「内科の部門で総合です」と言ったら，おそらくずっと補集合なんですよ（笑）．それで安心ということは100％なくて，科として独立していて，そこの固有の専門医でいったほうが基本的にはやりやすいし，まっとうだと思いますね．

社会における必要性というのは常にあって，例えば臨床検査科も第一群ですけど，「あそこに毎年全国で500人くらいプログラムに参加している」いったら，おそらく職場が全然足りなくなると思う．臨床検査専門医500人を毎年受ける枠があるかといったら，まずない．

　実は世の中の必要数もすごく重要で，そういう点で科として安定しているといっても，たくさん行けば危なくなります．実はそういう点での危ない科はたくさんあるのです．それこそ脳外科なんかは一時期かなり増えたので，1週間に1件以上手術をしている人が5割を切った時期があったらしいとききました．だから諸外国に比べるとトレーニングの機会がものすごく少なくて，一人当たりの脳外科の手術件数がかなり少ない．その前は心臓外科がそうだったときいています．心臓外科というのは和田寿郎氏の心臓移植以降超花形になって，ものすごくその時は入局者が多くて，手術件数が問題になったようです．だから，科が確立しているとか，昔からあるから安定しているとかというのはそういうわけでもないですね．

徳田　大病院での総合内科はどうしても補集合となります．総合診療科と宣言して，担当患者層は私たちが決めます．と宣言すればよいのです．

　大学病院では，やはり入院患者は診た方がいいですね．皮膚科や眼科などの特殊科もベッドを持っています．少なくでもいいのです．

　「総合診療科は外来だけやって入院適応の患者がいるとすぐ他の科に送ってくる」といわれます．もし，大学病院で保有ベッドがなければ，シンガポール方式で，大学近くの市中病院をオープンシステム的にベッドを貸してもらえばよいでしょう．その病院の担当医と連携しておけばよいでしょう．そして，自分たちのメンバーで交代して原則毎日診に行けばよいのです．

　中小病院でしたら総合内科でもよいでしょうが，補集合科ではいけません．水戸モデルであるべきです．Department of Medicine です．

藤沼 時代の流れによって全く変わってきますよね．例えば小児科医が少ないという問題も，今はそれほど聞こえてこないですね．少子化なので今後本当に大丈夫かと言われていますけど，症状の重い子どもは必ずいるので絶対にコンサルタントは必要ですけれども，プライマリケアの領域に幅広く小児科医を配置するというのは基本的にこの人口構成だと経営的に大変になってしまうので，おそらく子どもを病院で診る先生が小児科医であるといわれる時代が来ると思っています．

徳田 そうですね．日本は人口が減少しています．そして高齢者の割合が増えていきます．ご老人は multimorbidity です．時代のマクロ的ニーズも考えるべきです．

藤沼 そう思います．だから時代のニーズということも勘案すると，さっき言った少子高齢化の中で地域に住む，地域で暮らす人，つまり高齢者とこどもを足した人口レイヤーが増えてくる日本という国では総合診療科は非常に重要ですね．ニーズは多いと思います．

Q：大学，病院，診療所でそれぞれのニーズに合わせて診療・研究を行っているように見えますが，もっと別の視点の，広い視野での活躍の場があったほうがいいと思います．どのようなキャリアが想定されますか．

藤沼 それから，政治家とか官僚，行政職もありうると思いますよ．

徳田 あと国際的な仕事ですね．

藤沼 国際機関とかですね．
　ハワード・ブロディ（Howard Brody）先生は ethicist で family physician という人で，beeper philosopher,「ポケベルを持った哲学者」と

言われていた人で，僕はブロディ先生が来日した時にお話しする機会があったのですけれど，「なんで先生，家庭医でethicsなんですか」と，聞いたら，「子どもから大人までいろいろな人に出会うし，いろんな病気診るし，システム見るし，集団見てるから，こんなに哲学を考えられる科はない」と言っていたのです．幅広くいろいろ関われるからすごく合うんだと言っていて，「なるほど」と思いました．

　おそらく，ジェネラル，総合診療医でやることによって開けるいろいろな視野というか，対象の広さは医療外にもつながる可能性がすごくあって，これからいろいろな人が出てくると思います．それこそ学者系だけでなくて，起業家も出てくるかもしれないし，地域開発みたいなことをやる人がいるかもしれない．

徳田　地域再生とかね．

藤沼　学校とかやれるかもしれないですね．新しい世界を切り拓く人が出てくるんじゃないかと思います．

■ パブリックヘルス的なものにフィットする診療科が総合診療科である

徳田　そういう意味ではジェネラリストは世界中どこにでも行けるし，resourceがpoorなところでもできるスキルを持つのがジェネラリストの基本になっているので，そこにも行けるし，もちろん国内のさまざまなエリアで活動できる．もっともパブリックヘルス的なものにフィットする診療科が総合診療科です．

藤沼　そうですね．世界的にもそうだと思います．

徳田 重要な政策決定なんかで，アメリカでしたら surgeon general というのがいます．現役の医師が選ばれてやるものです．2016 年はホスピタリストが選ばれていますね．

藤沼 家庭医も何期か選ばれていますね．

徳田 日本ではそういうのがあまりないですね．今まで現役の医師が重要な政策に直接アドバイスを与える．今は医師会と厚労大臣と官僚が集まって話をして決めるというふうになっているかもしれませんけれども，そこにそういう分野の専門家としての立場を入れてもいいのかなと思います．

　日本で医療安全部門という場合，医療安全管理者がいて，そこに副院長クラス，看護師長クラスの人たちが集まってやっています．しかし，そこは結構学びの場になっています．ジェネラリストが一定期間そこをローテーションするのです．マネジメント，チームダイナミクス，プロフェッショナリズム，などを勉強できます．また，チームで介入デザインをつくって，イノベーション，そういうのを自分たちで考えてやって，実際 QI がどうなるかをみる．データ収集と分析を行う．

藤沼 確かにフェローっぽいですね．フェローシップという感じがします．

徳田 そういう意味ではジェネラリストとキャリアというのは無限にあるといってもいいです．

藤沼 一人ひとりがある意味イノベーターになりうるのです．

徳田 カナダの Haward Abrams 先生（University of Toronto）は Center of Innovation をつくって，各病棟で起こっている問題を解決するための新しいアイデアを考えて，実際それを活かして，どうなったかと

いうのを測定して，アクションリサーチに乗せてリサーチに持って行くという感じでやっている．病院は大きくなるといろんな問題を起こすんです．いろんな課題が病院には常に出てきます．日本ではそれを解決するファンクションが弱い．そういう教育をされていない人々がほとんどです．

藤沼 県だったら県の病院全体に影響力を与えられるのは，かつては大学だったはずなのですが，大学が全体で縮小傾向というか，外に影響力を発揮しにくいようになっているので，いろんなイノベーションを起こすためにいろんな集団や会社を立ち上げてもいいと思っています．例えば RAND Corporation＊とかがそうですが，ああいうのが日本に必要かなと思っています．

徳田 research consultation の会社もあります．私も最近，スタートアップを立ち上げました．教育活動と研究活動を自由に行うためです．

藤沼 RAND のようにコンサルタントをやって，例えばある病院の経営を立て直して，その純利益の何パーセントをいただくというコンサルタントもやっているし，純粋のリサーチもやっています．今の施設や研究施設の枠組みでないものをイノベイティブにつくるのも大事だと思っています．

＊ランド研究所（RAND Corporation）
　アメリカ合衆国のシンクタンク．カリフォルニア州サンタモニカに本部があり，アメリカ国内ではワシントン D.C.（現在はヴァージニア州アーリントンにある）とペンシルベニア州ピッツバーグ（カーネギーメロン大学の隣）に拠点を持っている．ヨーロッパでは，オランダのライデン・ドイツのベルリン・イギリスのケンブリッジに拠点を有すると共に，2003 年にはドーハに RAND-Qatar Policy Institute を開設．中東にも進出した．従業員は 1600 人．名称の"ランド"は，研究開発（Research ANd Development）から取られている．

■ 横断的視点でイノベーションを！

徳田 イノベーションを担当する集団です．日本の場合，医業経営コンサルタントに相談しましょう，のパターンが多いですね．病院の経営に関してのコンサルタントが多いですけど，医療安全とかイノベーションとか，地域医療全体を見渡すことのできるデザイン集団がほしいところです．

藤沼 医学部のない冴えた総合私立大学にそういうのができるのじゃないかと何となく予測しているのです．例えば立命館大学とか早稲田とか．そういう冴えている所で，今，学生もすごくたくさん集中していたり，経営的にもいいみたいな，少子化を乗り越えてかなり頑張っていますねという大学が，ヘルスケアに相当関心を持つ時代が来るのではないかと思っています．そういう点では医学部を持っている大学が，イマイチ感があるので，全然わくわくしないですよね．

徳田 スタンフォード大学には社会構造デザインの専門大学院を立ち上げています．都市デザイン，学校のデザイン，病院のデザイン，交通機関のデザイン，なんでも扱います．建物の建築デザインではなく，ファンクションのデザインです．

藤沼 大学が安心とか，大病院が安心という時代ではだんだんなくなってくるので，もっと自由にいろいろキャリアも，むしろやりたいことをつくるために，自分たちでどういうふうにやったらいいのかというふうに考えてもらってもいいですよね．

徳田 最近，MBA を取ったりする人が増えていますね．あれはどうですか．MD MBA ですか．おそらくアメリカやイギリスの影響があるかもしれません．

藤沼 Physician Executive みたいな感じですか．

徳田 そうですね．School of Public Health にも Healthcare Management の MS や MPH プログラムがあります．アメリカには，病院の幹部クラス向けのマネジメント系の学会もあります．American College of Physician Executive などです．私も数年前に年次集会に参加しました．そこでは，病院マネジメントの知識やスキルをたくさん学ぶことができます．学会認定 certificate である CPE も発行しています．Certificate of Physician Executive の略です．学会フェローである FACPE も発行しています．Fellow of American College of Physician Executive の略です．

藤沼 どうですかね．例えば在宅系で MBA 系の人が結構いるんですけど．

徳田 MBA 系が？ 在宅系で？

藤沼 若い時に在宅クリニックを開いて，ある一定程度規模を拡大したあとに，そっち系に興味を持つというのがあって，シンプルにいうと，病気や病態がかなりモノトーンになってくるので，在宅診療だけだと飽きちゃうみたいです．

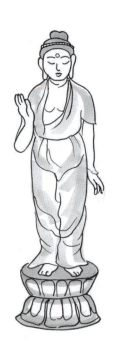

徳田 そうなんですか．それは大体何年くらいで来るんですか．

藤沼 大体，10年じゃないですか．診療自体に興味がある人は少なくなってシステム構築に興味を持ってくるんですよ．システム構築とか，事業拡大とか，あとは若い人の開業や起業を応援するためのビジネススキルを身につけようとか．

徳田 それでMBA取りに行く？

藤沼 私はそういうふうに見ています．医療の活動そのものに満足できなくなっちゃうっていう感じです．

徳田 みんな飽きる？

藤沼 診療以外に興味をもてる余裕がでるって感じですかね．在宅だけやっていたら医療的には飽きちゃう危険があると思います．若い人には僕は「若い時に，いきなり在宅だけというふうな診療スタイルはやるな」と言っているのです．

徳田 診療バリエーションの一つだと楽しいですが，単にそれだけだと守備範囲に偏りが出てきますね．

藤沼 外来より，はるかにバリエーションが少ないですから，病気のバリエーションが少ないです．診断しなくなりますから．

徳田 在宅の場合，診断する必要はない？（笑）．

藤沼 いや，そうでもないんですけどね（笑）．診断すること自体にかなり難しい側面があるんですけど，病気の種類が少ないです．大体疾患が決まっちゃうので．そもそも医者が中心で在宅医療をやっている国はほとんどないんですよ．ほとんどがトレーニングを受けた看護師が中心なので．だから日本は，ちょっと特殊な国なんです．

徳田 訪問看護ですね．とても優秀なナースがいます．近いうちには，ICTとAIを活用すれば在宅専門NPナースを派遣することでかなりのケアができますね．在宅医療センターからのtelemedicineをメインに行うなど，ドクターの役割を考えないといけませんね．

藤沼 そういった人たちがセミナー開いたり，何とか塾をやったりとか，すごくそういうのに熱心な人が多いですよ．「今度こういうのを立ち上げました」みたいな．

徳田 在宅だけやるからそうなるということでしょうか？

藤沼 バリエーションがすくないんです．振り幅が．

徳田 在宅以外に病院の初診外来や当直なども定期的にやれればばいいですね．入院診療もやりたければ近くの病院にオープンシステムを導入してもらえばよいでしょう．医者が開業すれば一生外来診療のみ従事，という時代ではもうないのです．

藤沼 そういうことです．病院の初診外来をやってちゃんと頭を，OSを切り替えたほうがいいよと．

徳田 MBAやっている場合じゃないということ？

藤沼 いや，MBAやるのは別に否定的じゃないんですけど，診療の幅をひろげるって手があるよといいたい（笑）．下手するとヤブっぽくなってしまうかも（笑）．

■ キャリアで注意しないといけないのはヤブ医者化である

徳田 ヤブ医者になるリスクですね．キャリアで注意しないといけないのはヤブ医者化ですよね．特に，脱線しすぎた場合．

藤沼 そうですよ．おっしゃる通りです．

徳田 それは重要な視点ですね．

藤沼 完全にそっちに行っちゃえばそれはいいんですけど，絶対にそうじゃないので．医者として臨床をやるんだったら，そこはかなりちゃんと意識しないといけません．それだったら内視鏡医のほうがずっと大丈夫ですよ．逆説的ですが，内視鏡をやっている人でMBAに行くのなら大丈夫です．

徳田 ずっとこれしかやっていないから．逆に，初診外来とかやらせたら危ない．

藤沼 ちょっと心配（笑）．

徳田 やらせるときには，闘魂外来で再訓練を受けてからにしてもらいましょう．

藤沼 そういう教育機会はとてもニーズがあると思います．

徳田 病院の幹部に昇進した場合もそのリスクがあります．毎日が会議の連続で多忙．外来診療はやらない，グループ回診やカンファレンスにも来ない，という生活の院長先生は多いです．数年でヤブ化します．そのまま院長業務だけを担当するのであればよいでしょうが，定年やその他の理由で院長を止めた後にいきなり開業医や内科医として一勤務医となることがあります．キャリアチェンジ前には，闘魂外来で再訓練を受けた方がいいですね．

最近，日野原重明先生から面白い話をお聞きしました．アメリカのとある大学病院で，あまりに儀式的な教授回診が行われていました．その教授は患者さんの聴診を行うのですが，実は聴診器を当てていただけでした．後にそれに気付いた医学生たちが，教授回診の前に聴診器のチューブの中に水を入れました．そうすると何も聴こえなくなるのです．その後に行われた教授回診では，いつものように教授が聴診をして回っていたとのことです．病院内でも大学内でもヤブ化のリスクはありますね．

INDEX

INDEX

英文

Choosing Wisely　29
COI　173
Ecology of Medical Care　125
FD（Faculty Development）　38
Generalistとその役割　90
generalist医師のキャリア　184
Harrison's Principles of Internal Medicine　17
longitudinal integrated clerkship　10
MOOCs　19
multimorbidity　64
RAND Corporation　196
resourceをどう有効活用するか　107
TEAM関西　29
unlearning　81
W.Levinson　47

あ

アメリカのホスピタリストの卒前教育　42
アンラーニング　81

い

イギリスの卒前教育　37
医の倫理とプロフェッショナリズム　170
医療倫理の四分割法　174

え

エキストラカリキュラム　28

お

横断的視点　197
おたすけナース　136
オレゴン健康科学大学（OHSU）の家庭医療科病棟　133

か

患者のために一肌脱ぐ　179

き

急性期病棟の総合診療科　156

け

健康の建築家　103

こ

国立東京第二病院　62
孤独な病院　146

し

ジェネラリスト教育コンソーシアム　13
指導医の資質と平静の心　180
縦断的統合カリキュラム　10
初期研修のコア　57
ジョン万次郎　15
シンガポールのオープンシステム　132
シンガポール国立大学デューク医科大学院　14
身体化したクリニック　146
診療参加型　6

INDEX

そ
卒後教育　56
卒前教育　2, 4
卒前教育のアウトカム　32

ち
地域医療　122
――における病院の役割　160
――の担い手　127
――実習　4
地域総合診療部門　131

て
天理よろづ相談所病院　62

と
闘魂外来　20
ドクタープール　144
独立したdepartmentとしての
　総合診療科　153

に
ニーズのゆがみ　100
西村周三　123
日本の医科大学　18

は
場に応じた医療　140
パブリックヘルス的なものに
　フィットする診療科　194

ひ
病院の総合診療　164

ふ
フリンダース大学　24
プロフェッショナリズム　86

へ
米国内科学会（ACP）　48

ほ
保健医療2035　77
補集合　151

ら
ランド研究所　196

り
リサーチメンター　111
臨床研修研究会　10
倫理的なケース別ディス
　カッション　175

「コンソーシアム ブックス」シリーズ ②
対話篇　ジェネラリスト教育原論

2017年1月16日　第1版第1刷 ©

著　　者　　藤沼　康樹
発　行　人　　尾島　茂
発　行　所　　株式会社　カイ書林
　　　　　　〒113-0021　東京都文京区本駒込4丁目26-6
　　　　　　電話　03-5685-5802　FAX　03-5685-5805
　　　　　　Eメール　generalist@kai-shorin.co.jp
　　　　　　HPアドレス　http://kai-shorin.co.jp
　　　　　　ISBN　978-4-904865-29-3　C3047
　　　　　　定価は裏表紙に表示

印刷製本　　三美印刷株式会社
　　　　　　© Yasuki Fujinuma

JCOPY ＜(社)出版者著作権管理機構　委託出版物＞
　本書の無断複写は著作権法上での例外を除き禁じられています．複写される場合は，そのつど事前に，(社)出版者著作権管理機構(電話03-3513-6969，FAX 03-3513-6979，e-mail: info@jcopy.or.jp)の許諾を得てください．

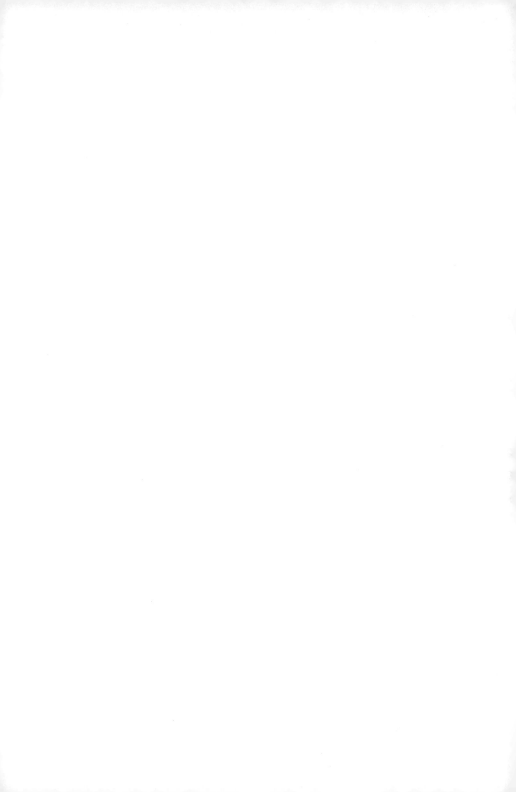

ジェネラリスト教育コンソーシアム

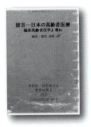

Vol. 1
提言―日本の高齢者医療
編集：藤沼康樹
B5　155ページ
ISBN　978-4-906842-00-1
定価（本体3,600＋税）

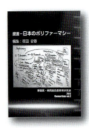

Vol. 2
提言―日本のポリファーマシー
編集：徳田安春
B5　200ページ
ISBN　978-4-906842-01-8
定価（本体3,600＋税）

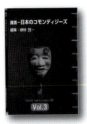

Vol. 3
提言―日本のコモンディジーズ
編集：横林賢一
B5　168ページ
ISBN　978-4-906842-02-5
定価（本体3,600＋税）

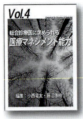

Vol. 4
総合診療医に求められる医療マネジメント能力
編集：小西竜太・藤沼康樹
B5　190ページ
ISBN　978-4-906842-03-2
定価（本体3,600＋税）

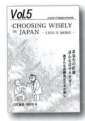

Vol. 5
Choosing wisely in Japan ― Less is More
編集：徳田安春
B5　155ページ
ISBN　978-4-906842-04-9
定価（本体3,600＋税）

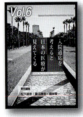

Vol. 6
入院適応を考えると日本の医療が見えてくる
編集：松下達彦・藤沼康樹・横林賢一
B5　157ページ
ISBN　978-4-906842-05-6
定価（本体3,600＋税）

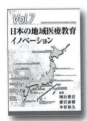

Vol. 7
日本の地域医療教育イノベーション
編集：岡山雅信・藤沼康樹・本村和久
B5　158ページ
ISBN　978-4-906842-06-3
定価（本体3,600＋税）

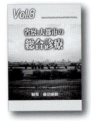

Vol. 8
省察：大都市の総合診療
編集：藤沼康樹
B5　191ページ
ISBN　978-4-906842-07-0
定価（本体3,600＋税）

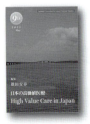

Vol. 9
日本の高価値医療
High Value Care in Japan
編集：徳田安春
B5　219ページ
ISBN　978-4-906842-08-7
定価（本体3,600＋税）

Consortium Books シリーズ

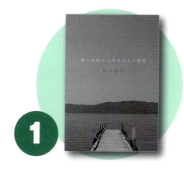

① 僕の内科ジェネラリスト修行
著：杉本　俊郎
定価（本体2,800＋税）
2016年　A5　245ページ
ISBN978-4-904865-26-2

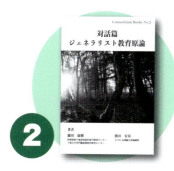

② 対話篇　ジェネラリスト教育原論
著：藤沼　康樹
定価（本体2,800＋税）
2017年　A5　207ページ
ISBN978-4-904865-29-3

詳細はHPをご覧下さい　http://kai-shorin.co.jp/product/index.html

株式会社カイ書林
〒113-0021　東京都文京区本駒込4丁目26-6 上原ビル1F
TEL：03-5685-5802　FAX：03-5685-5805
E-mail：generalist@kai-shorin.co.jp